华西医学大系

解读"华西现象"

讲述华西故事

展示华西成果

以价值医疗为导向的
结直肠癌标准数据集

YI JIAZHI YILIAO WEI DAOXIANG DE
JIEZHICHANGAI BIAOZHUN SHUJUJI

主编 李 立 汪晓东

四川科学技术出版社

·成都·

图书在版编目（CIP）数据

以价值医疗为导向的结直肠癌标准数据集 / 李立, 汪晓东主编. —— 成都 : 四川科学技术出版社, 2022.12
ISBN 978-7-5727-0816-9

Ⅰ．①以… Ⅱ．①李…②汪… Ⅲ．①结肠癌—标准—数据集②直肠癌—标准—数据集 Ⅳ．①R735.3–65

中国版本图书馆CIP数据核字(2022)第251035号

以价值医疗为导向的结直肠癌标准数据集

李　立　汪晓东　主编

出 品 人	程佳月
责任编辑	税萌成　罗小燕
封面设计	经典记忆
责任出版	欧晓春
出版发行	四川科学技术出版社
地　　址	四川省成都市锦江区三色路238号新华之星A座
	传真: 028–86361756 邮政编码: 610023
成品尺寸	156mm × 236mm
印　　张	9.75
字　　数	200千字
印　　刷	四川墨池印务有限公司
制　　作	成都华桐美术设计有限公司
版　　次	2023年5月第1版
印　　次	2023年5月第1次印刷
定　　价	48.00元

ISBN 978-7-5727-0816-9

《华西医学大系》总序

由四川大学华西临床医学院/华西医院（简称"华西"）与新华文轩出版传媒股份有限公司（简称"新华文轩"）共同策划、精心打造的《华西医学大系》陆续与读者见面了，这是双方强强联合，共同助力健康中国战略、推动文化大繁荣的重要举措。

百年华西，历经120多年的历史与沉淀，华西人在每一个历史时期均辛勤耕耘，全力奉献。改革开放以来，华西励精图治、奋进创新，坚守"关怀、服务"的理念，遵循"厚德精业、求实创新"的院训，为践行中国特色卫生与健康发展道路，全心全意为人民健康服务做出了积极努力和应有贡献，华西也由此成为全国一流、世界知名的医（学）院。如何继续传承百年华西文化，如何最大化发挥华西优质医疗资源辐射作用？这是处在新时代站位的华西需要积极思考和探索的问题。

新华文轩，作为我国首家"A+H"出版传媒企业、中国出版发行业排头兵，一直都以传承弘扬中华文明、引领产业发展为使命，以坚持导向、服务人民为己任。进入新时代后，新华文轩提出了坚持精准出版、精细出版、精品出版的"三精"出版发展思路，全心全意为推动我国文化发展与繁荣做出了积极努力和应有贡献。如何充分发挥新华文轩的出版和渠道优势，不断满足人民日益增长的美好生活需要？这是新华文轩一直以来积极思考和探索的问题。

基于上述思考，四川大学华西临床医学院/华西医院与新华文轩出版传媒股份有限公司于2018年4月18日共同签署了战略合作协议，启动了《华西医学大系》出版项目并将其作为双方战略合作的重要方面和旗舰项目，共同向承担《华西医学大系》出版工作的四川科学技术出版社授予了"华西医学出版中心"铭牌。

人民健康是民族昌盛和国家富强的重要标志，没有全民健康，就没有全面小康，医疗卫生服务直接关系人民身体健康。医学出版是医药卫生事业发展的重要组成部分，不断总结医学经验，向学界、社会推广医学成果，普及医学知识，对我国医疗水平的整体提高、对国民健康素养的整体提升均具有重要的推动作用。华西与新华文轩作为国内有影响力的大型医学健康机构与大型文化传媒企业，深入贯彻落实健康中国战略、文化强国战略，积极开展跨界合作，联合打造《华西医学大系》，展示了双方共同助力健康中国战略的开阔视野、务实精神和坚定信心。

华西之所以能够成就中国医学界的"华西现象"，既在于党政同心、齐抓共管，又在于华西始终注重临床、教学、科研、管理这四个方面协调发展、齐头并进。教学是基础，科研是动力，医疗是中心，管理是保障，四者有机结合，使华西人才辈出，临床医疗水平不断提高，科研水平不断提升，管理方法不断创新，核心竞争力不断增强。

　　《华西医学大系》将全面系统深入展示华西医院在学术研究、临床诊疗、人才建设、管理创新、科学普及、社会贡献等方面的发展成就；是华西医院长期积累的医学知识产权与保护的重大项目，是华西医院品牌建设、文化建设的重大项目，也是讲好"华西故事"、展示"华西人"风采、弘扬"华西精神"的重大项目。

　　《华西医学大系》主要包括以下子系列：

　　①《学术精品系列》：总结华西医（学）院取得的学术成果，学术影响力强；②《临床实用技术系列》：主要介绍临床各方面的适宜技术、新技术等，针对性、指导性强；③《医学科普系列》：聚焦百姓最关心的、最迫切需要的医学科普知识，以百姓喜闻乐见的方式呈现；④《医院管理创新系列》：展示华西医（学）院管理改革创新的系列成果，体现华西"厚德精业、求实创新"的院训，探索华西医院管理创新成果的产权保护，推广华西优秀的管理理念；⑤《精准医疗扶贫系列》：包括华西特色智力扶贫的相关内容，旨在提高贫困地区基层医院的临床诊疗水平；⑥《名医名家系列》：展示华西人的医学成就、贡献和风采，弘扬华西精神；⑦《百年华西系列》：聚焦百年华西历史，书写百年华西故事。

　　我们将以精益求精的精神和持之以恒的毅力精心打造《华西医学大系》，将华西的医学成果转化为出版成果，向西部、全国乃至海外传播，提升我国医疗资源均衡化水平，造福更多的患者，推动我国全民健康事业向更高的层次迈进。

《华西医学大系》编委会

2018年7月

序

在长达三十年的医疗体制改革探索道路上，医疗行业从国家到地方，从主管部门到一线医生，都在为如何更好地解决中国老百姓看病难、看病贵的问题寻求解决方式。

对于患者而言，看病就医往往是一个困难且复杂的过程，所面对的问题可能涉及诊断、治疗乃至长期追踪的方方面面。为解决老百姓就医的实际需求，需要长期、系统化地进行探索研究。如何充分结合我国医疗资源分布特点、社会医疗保障体系的运行机制，平衡医患多方利益，从价值医疗的理念出发去思考是一种令人期待的方式。

我和本书作者李立教授、汪晓东教授有共同的临床专业方向。受李立教授、汪晓东教授的委托，我认真阅读了《以价值医疗为导向的结直肠癌标准数据集》，并荣幸为之作序。

李立教授团队协同电子科技大学、四川省卫生健康信息中心团队等，在价值医疗理念的基础上，以擅长的结直肠癌领域作为突破口，为我国的医疗改革探索一条可落地、可复制的道路。我相信，本书能够为读者提供宝贵的经验引导，帮助读者更深层次地理解以价值医疗为核心和导向，实现价值医疗的最终目的——降低医疗成本，同时兼顾医疗质量、医疗安全和患者体验。

这本书以价值医疗的理念为基础，展示了数据驱动下的结直肠癌诊疗新模式，并全面地把数字化的概念融入筛查、诊断、治疗和预后等多个临床环节中。本书详细介绍了基于价值医疗理念的结直肠癌标准数据集的制定过程，包括源数据特征的整理、源数据模块的划分和源数据结构的设计。同时，联合医疗大数据、信息标准、信息化政策等相关领域的专家，按照标准数据集构建的要求，详细介绍了该数据集的特征、数据源的属性和数据源的值域代码等。

放眼全球，对价值医疗的探索与实践方兴未艾。例如：美国政府在巨大的医疗开支压力下，推动由按服务项目付费（fee-for-service，FFS）转型基于价值的支付模式（value based payment,VBP）；英国政府通过国民健康服务体系（national health service,NHS），持续推进基于循证医学的卫生技术评估体系以及对医疗服务机构临床路径和服务质量的精细衡量，从而实现药品使用和医疗服务的价值优化。

与此同时，我国的专家也提出了中国特色价值医疗的理念，即在单位成本内追求更高价值，俗称"最高性价比"的医疗保健系统，既不盲目追求医疗费用最小化而牺牲医疗安全与质量，也不热衷于追求创新技术应用而引发过度诊疗、不当诊疗。

价值医疗可以改善医疗服务质量和提高患者诊疗体验，也可以提高有限临床资源的合理利用，控制不合理医疗支出。实现价值医疗任重而道远，《以价值医疗为导向的结直肠癌标准数据集》的出版是医疗行业内部在价值医疗领域的重要实践。我相信，读者在阅读本书的过程中定会有所收获，并为价值医疗的实践打开更多的思路。

2023年3月

（北京大学人民医院胃肠外科主任医师，教授，博士生导师。中国医师协会外科医师分会MDT学组副秘书长，中国抗癌协会大肠癌专业委员会青委会副主任委员，中华医学会外科学分会实验外科学组委员，北京市抗癌协会大肠癌专委会副主任委员。）

前　言

　　数据已经成为我国重要的生产要素，医疗大数据为卫生健康事业的发展提供了无限的动能。医疗数据的生产、储存、转化和应用是实现生产要素价值的重要环节。伴随着医疗信息化在我国的快速推进，医疗数据大量产生，不断推动着相关产业的变革。为有效地保障医疗数据的标准一致性，确保医疗数据可以得到系统化治理，势必需要对医疗数据进行标准化处理，从而形成标准数据集。

　　本书编委会按照标准数据集的制订程序，汇集来自四川大学华西医院、四川大学华西生物医学大数据中心、电子科技大学以及四川卫生健康信息中心等单位的专家，在四川大学华西医院二十多年开展的结直肠癌数据库工作的经验基础上，完成了本书所展示的结直肠癌标准数据集。本结直肠癌标准数据集以数据治理为目标，以价值医疗为导向，充分体现出结直肠癌数据要素的实用性。本结直肠癌标准数据集不仅提供了一套全新的结直肠癌数据治理的标准，还提炼了针对多种应用场景的丰富参数特征，从而为基于该标准数据集构建的结直肠癌数据库带来更多的未来价值。

　　本书通过三个部分的内容呈现了以价值医疗为导向的结直肠癌标准数据集的系列工作。第一部分重点阐述了价值医疗与结直肠癌数据工作融合的背景与过程；第二部分分享了结直肠癌源数据的构建经验；第三部分详细展示了结直肠癌标准数据集的内容。读者可以通过阅读本书掌握结直肠癌标准数据集构建的流程，并从中获取自己有兴趣的模块开展后续的研究与应用。本书的呈现是编委会对前期工作的阶段性总结，也是将来完善与优化结直肠癌标准数据集的基础。

　　希望通过本书可以与国内外同道分享经验，共同为结直肠癌的数据治理贡献专业支持。

　　感谢来自四川华软慧医科技有限公司的严梅、贺云、冯牧青对该数据集构建提供的技术支持；感谢四川大学华西期刊社《中国普外基础与临床杂志》的李缨来、罗云梅、蒲素清对该数据集提供的文献支持。

本书编委会

2023年3月21日

目 录

第一章

价值医疗与结直肠癌

第一节
价值医疗的概述

一、价值医疗理念切入的时代背景

在后疫情时代的特殊背景下，全球经济形势复杂多变。根据国际货币基金组织（International Monetary Fund，IMF）提供的数据显示，2020年的全球经济增速为-3.2%，2021年的经济增速为5.5%。2020年，中国经济增速为2.3%，2021年为8.1%。伴随经济增速的变化，大众消费的特点也势必随之发生改变。2015—2020年，我国国家统计局的数据显示，只有住房和医疗两个消费类别的消费结构指数持续上升，而其他消费类别要么没有变化，要么开始下降。这说明医疗作为重要的人群消费指数，在后疫情时代扮演了更为重要的角色。与此同时，大众对群体性医疗事件的关注度明显增加，"互联网+"医疗就诊行为也同比增长，大众健康意识提高。肿瘤等常见病对住院治疗和门诊复诊存在高度依赖性，并不会因疫情影响导致医疗消费的下降。结直肠癌等主要癌症的诊疗带来的医疗支出是影响医疗消费持续上升的重要因素之一。

然而，疫情状态导致世界经济模式的重构，势必波及医疗消费模式并促使其做出更为深刻的变革。2020年，我国提出的"双循环"新发展格局为我国经济结构转变及发展方向提供了战略部署。"双循环"新发展格局对我国内需的增长方式及内涵提出了新要求。从"双循环"新发展格局的总体需求来看，促进居民消费应该是拉动内需、实现经济有效健康增长的关键。如上述医疗健康产业的重要地位使得大健康服务的良性发展成了优化内需核心驱动力的关键。让癌症患者的医疗消费模式适应"双循环"的新发展局面，需要专业医生和医院围绕以癌症诊疗的全流程管理优化为突破点，平衡癌症诊疗产业供给侧改革与需求侧管理的两端关系。价值医疗符合这一思路的理念和方向。

二、价值医疗理念融入结直肠癌诊疗的必要性

"价值医疗"一词来自Michael Porter所著 *Redefining Health Care Creating Value-Based Competition on Results* 一书中提出的概念。2019年，《价值医疗在中国——推动行业合作和业务模式创新，加速医疗体系转型》白皮书发布，由此价值医疗对我国医疗产业发展的重大意义逐渐得到重视。我国提出的价值医疗新内涵的核心是解读医疗质量、医疗安全、医疗成本和患者体验的关系，实现具有更高性价比的医疗，达到相同或者更低的医疗成本，提升医疗的质量与效果。价值医疗所提到的价值是指：以患者为中心，医疗诊治全过程的医疗总消费额所能换取的最佳诊疗结果。价值医疗的落地需要围绕医疗服务的供给侧和需求侧双方，在国家经济、医疗等政策下形成关系闭环来实现。

结直肠癌专病数据库

一、基本情况概述

癌症一直是人类尽力攻克的一个难题，为了降低癌症的发病率和病死率，深化对癌症的认知，国内外都建立了癌症数据库。从国外的公开数据库情况可以看出，相较于发展中国家与地区，发达国家及地区建立癌症数据库的时间更早，其涵盖的数据范围更广、数据量更大。另外，在病种类型方面，这些癌症数据库基本是多病种集合，包括结直肠癌数据库在内的专病数据库数量较少。例如美国外科医生学会国家癌症数据库（National Cancer Database from American College of Surgeons， NCDB）和SEER（Surveillance， Epidemiology， and End Results Program from NIH）， SEER 收录的肿瘤数据种类基本是乳腺、结直肠、消化系统其他疾病、女性生殖、淋巴和白血病、男性生殖、呼吸系统、泌尿系统及其他类型九大类系统的肿瘤数据。不过虽然结直肠癌专病数据库数量相对较少，但其在专病研究诊疗上发挥的作用却不可忽视，例如欧洲的结直肠癌数据中心(the Adjuvant Colon Cancer Endpoints， ACCENT)。ACCENT数据库包含从1977—2009年期间进行的27 项主要辅助结肠癌试验中心招募的4万例患者的详细信息，目前已经支撑了许多复杂的分析来解决各种临床问题，如辅助治疗中选择奥沙利铂时患者获益的时间特点，提出使用无病生存率（disease-free survival）替代总生存率（overall survival）作为预后终点指标等。2017年8月，中国临床肿瘤学会结直肠癌大数据中心在广州成立。该中心集合了大量结直肠癌患者的人口学特征、费用、体征、检查检验和最终治疗效果数据在内的大型数据集，利用这些数据集可以在辅助医疗工作者对比不同的治疗方案及其有效性、促进临床新药的临床研究与上市、帮助对患者进行智能化随访等许多方面发挥重要作用。四川大学华西医院建立的华西肠癌数据库（database from colorectal cancer，DACCA）是四川大学华西医院结直肠外科以真实世界研究（real world study，RWS）为思路建设的数据库，是按照一定的数据库建设理念逐步构建完成的以数据集合为基础的动态数据库。成都作为西南地区的重要城市，其各方面影响力辐射整个西南地区，四川大学华西医院作为国家级区域性医疗中心，其建立的华西肠癌数据库丰富了结直肠癌数据资源。该数据库收集的各项数据具有地区性特征，利用该数据库开展的研究，其结果能更好地指导本地区对结直肠癌防治与诊疗相关问题的研究。

二、建立专病数据库的关键点

为保证数据的可利用性、研究结果的科学性与数据库本身的可持续性，在建设结直肠癌专病数据库过程中需要注意以下关键点。

1. 数据质量

现在进行临床数据收集管理通常使用的是电子数据采集系统（electronic data capture system，EDC），并由项目数据调查员通过访谈方式填写病例报告表（case report form，CRF），采集患者信息，以确保数据的准确性和真实性。不过,虽然标准化的表格可以很大程度上控制数据收集质量与标准化程度,但人工部分仍可能出现偏差,因此需要重视数据调查员上岗前的培训与考核,尽量确保在进行量表录入工作时,量表内容可以有效传达,患者信息能够准确接收,问卷答案做到真实填写。同时,CRF录入的步骤也需要注意核查功能的嵌入,例如,可在EDC内嵌入进行量表问答时全程录音的功能,并注意量表中逻辑检查的设置,同时通过在系统备份所有操作记录及一些其他方式来实现对这一环节的监管。

2. 随访

国内外都有关于结直肠癌随访的指南,但在实际操作中很难完全遵照指南执行,应根据具体的情况和特点,结合指南在随访开始前设计好标准化的随访流程与策略,包括但不限于随访时间、人群、方式、内容等,并在工作开始后严格实施,力求持续关注落实随访工作,直到计划的观察随访期结束为止。在随访过程中需要注意对患者随访依从性的培养,如果出现失访,需要及时补访,并分析失访原因,全面保证随访按计划进行。

3. 数据的协同整合

现在各个结直肠癌专病数据库基本都是依据自身的需求开发出满足自己临床数据收集与管理需求的系统,相对较为孤立,若能与包括医院信息系统(hospital information system,HIS)、实验室信息管理系统(laboratory information management system,LIS)等医院的业务信息系统相集成,则可以进一步丰富和完善数据库,推进各部门、各系统的信息共享,打通全生命周期数据链条,使建立的专病数据库能为临床的辅助决策和疾病研究提供更全面、更丰富的数据支撑。

4. 数据平台的构建

平台的构建主要分横向和纵向两个方面。横向平台的构建主要是指数据库之间的共享。现在国内包括结直肠癌专病数据库在内的专病数据库数量持续增多，但多为单中心独自建设，互相之间很少共享数据，因此很难形成规模并建设成平台，成为具有权威体量的数据库。纵向平台的构建是指在建设结直肠癌专病数据库时，若搭建起从数据采集、数据标准化及融合、数据管理及使用的全流程平台，建立数据库生态，数据的处理和使用效率将大幅度提升。

三、困难与挑战

随着结直肠癌专病数据库逐渐增多，在稳步建立且持续发展的同时可以预见的困难也随之出现。

1. 多源异构数据的处理

前文提到过数据的协同整合是发展的一个关键点，但它同样也是一个难点，因为在面临打破数据孤岛与医院其他信息系统进行集成的时候，鉴于目前数据呈现多源异构的特点，医学方向的自然语言处理技术还不够完善和成熟，电子病历的语义分析仍存在改进空间等问题，如何对此类数据进行处理和整合就成了一个挑战。这个难点的攻破依赖于数据统筹的安排，数据脱敏等安全技术的发展，数据收集全流程的标准化，以及数据清洗技术的进步。

2. 数据的长期运营与维护

数据库的长期维护与持续运营发展是一个随着时间的推移会逐渐凸显的问题。数据库的建设从一开始就需要不少人力与经费的投入，需要临床医生、护士以及非临床研究人员长期的通力配合。另外，鉴于结直肠癌的随访特点，对结直肠癌患者的随访追踪时间也较长。数据库长期可持续的运营发展是一个难点，需要在数据库前期建设中进行科学合理的设计，并在发展过程中不断调整完善，协调统筹人力安排，并对数据库进行规范的维护与管理，充分发挥数据库的价值，让运营成果与投入形成健康、良性的循环。

四、对结直肠癌专病数据库发展的建议

对数据进行标准化治理是关键性的工作，如果能把建立标准化的意识前置并倾注在全过程管控中，那后期的清洗以及对多源异构数据的标化集成工作都能最大化地减轻，从而提升数据可利用率以及研究效率。

在建设前期应注重以元数据为核心进行数据治理，将医疗机构数据集与国家和医疗行业数据集标准进行整理合并，建立专病数据集标准库。同时，结合国家、行业标准与所在机构的具体情况建立包括数据元指标、规范化引用文件、术语缩略语、数据元目录等在内的本地数据元标准库。在采集过程中，对采集内容、方式、采集设备、数据存储格式等进行规范，并在采集过程中严格进行质控。在开展研究时，科学制定数据申请使用流程。对数据全生命周期进行标准化的管控，包括但不限于数据的规范化分析使用、数据安全管理、数据汇入与销毁管理等。同时还应建立全程的标准化管控规范，见图1-1。

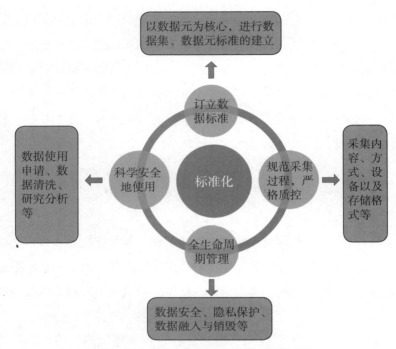

图1-1-1　建立全程标准化管控规范流程

第三节

价值医疗与结直肠癌诊疗

结直肠癌作为目前国内发病率前三、病死率前五的癌症，是确切的人群癌症相关疾病负担。结直肠癌诊疗采用以外科治疗为主、多种手段辅助的综合性策略，在整个诊疗过程中涉及诊断、治疗、随访等医疗服务环节。在结直肠癌诊治的供给侧（医院、医生）与需求侧（患者）之间因医疗行为和患者行为的交互，构成了复杂关系，结直肠癌最终效果又直接关系到人群疾病负担和医疗总体费用。因此，结直肠癌的诊疗具备了探索价值医疗应用的基本场景。

结直肠癌的诊治质量、患者承担的医疗安全、多环节的医疗支付以及与患者生活质量强相关的就医体验等多元素的实际需求，又为探索结直肠癌的价值医疗提供了要素基础。近20年来，结直肠癌外科领域飞速发展，干预措施的革新导致医疗支付的增加，促使我们需要及时反思这样的专业变革是否符合价值医疗的目标。伴随结直肠癌医疗市场的扩大，带来的医疗支出增加，若不能带来更佳的医疗效果、更满意的患者体验和更合理的医疗服务价格，那么这种飞速发展的变革可能会导致结直肠癌医疗"通货膨胀"的表现。这也为探索结直肠癌的价值医疗提出了现实需求。因此，重新审视价值医疗在结直肠癌诊疗中如何落地，有利于促使结直肠癌的医疗环境进入更为良性的革新方向。

一、结直肠癌诊疗中的四维价值元素

医疗质量、医疗安全、患者体验和医疗成本是价值医疗的四维价值元素。

1. 医疗质量

结直肠癌诊疗的医疗质量包括了专科医生的技术水平、结直肠癌治疗的效果以及工作效率。针对专科医生的技术水平，目前还缺乏直接的衡量指标，多采用一些间接的参考指标，比如就职医院的级别、工作年限、完成高级别分类手术的数量等。结直肠癌治疗的效果，从人群整体评价方面看，应该考虑为患者的五年生存率甚至十年生存率等。工作效率则是参考平均住院日、床位周转率等。

2. 医疗安全

结直肠癌诊疗的医疗安全与医疗质量是因果关系，表示不发生导致患者心理或机体受到损害的事件。结直肠癌患者的诊疗风险包括诊断检测过程的不良事件、内科抗肿瘤治疗手段所致的不良反应、手术相关并发症等。医疗安全相关风险事件是价值医疗中的负向元素。

3. 患者体验

结直肠癌患者的诊疗体验包括诊疗过程的体验、诊治结果的反馈等。常用的主观体验指标就是患者的满意度。诊治结果则可以通过对治疗后患者的生活质量进行评估来反馈。对于结直肠癌患者来说这种反馈还可以是对诉求的满足度等。

4. 医疗成本

结直肠癌诊疗的医疗成本是指需求侧（公众）所支付的总费用，是患者群体为通过医疗诊治过程获取或改善健康状况而需要付出的金钱代价，其中不仅是结直肠癌患者及其家庭需要实际支付的费用（自付费用），还包括统筹价值医疗的政策层面所提供的医疗保险支付费用（报销费用），或通过保险业金融机构提供的支付费用（商业保险费用）。医疗成本的降低是价值医疗的核心目标之一。

从上述四维价值元素的初步解读，我们认为利用结直肠癌专业的特征来诠释价值医疗是指通过恒定的专业决策、高效率的临床管理，降低患者可能遇到的风险事件，满足患者的多种诉求，获得满意的治疗后生活质量，降低非必要的医疗费用，获得良好的长期总体生存率。

二、数据是驱动"价值医疗 + 结直肠癌诊疗"的工具

大数据产业作为一种大数据与集聚、组织与管理、分析与发现和应用与服务相关的所有活动集合的产业，在2015 年以后出现井喷式发展。根据相关研究报道，2020年我国行业大数据应用企业中，约14%是来自医疗健康领域。作为量化价值医疗四大元素的工具，数据必然成为驱动结直肠癌诊疗实现价值医疗的重要手段。从四川大学华西医院DACCA数据库的构建经验上看，一套体现全生命周期的数据需要分别有对应价值医疗中质量、安全、患者体验以及成本四个方面的设计，然而这样一套数据只是整个价值医疗导向结直肠癌诊疗工程的基础。若要说明价值医疗导向结直肠癌诊疗的价值，还需要完成四项工作：①动态，让结直肠癌数据队列具备持续更新的能力，将数据的回顾性调用转变为前瞻性使用。②关联，解读数据与数据及数据与应用

之间存在的紧密关系，形成完整的结直肠癌数据链。③落地，通过结直肠癌大数据产业，呈现出具有服务能力的、具备市场空间的产品或者项目。④惠民，通过数据驱动的结直肠癌医疗供给侧改革，使患者群体（涵盖其家庭在内）受益于价值医疗带来的改变。

动态数据驱动的价值医疗导向的结直肠癌诊疗是一项平台级工程，是跨领域的系统工程，可能涉及"医疗+""互联网+""大数据+""信息+""工程+""金融+""管理+"等多个复合专业。

数据驱动的结直肠癌诊疗

以价值医疗为导向，动态数据驱动的结直肠癌源数据建设的价值最终需体现在数字场景下的结直肠癌诊断与治疗的决策中，并驱使医疗行为更为优化和合理。本标准数据集呈现的内容是基于四川省人群健康大数据与结直肠癌专病队列数据梳理形成的，具有一定的地域特征和潜在的可复制性。以整合为关联方式，以多源异构为融合技术，本标准数据集的制定能将源数据与数据有机地应用贯通，最终实现结直肠癌产、学、研的智能化发展，并展示出数据驱动的结直肠癌诊疗新模式。

一、结直肠癌老龄化趋势与直接经济负担

2015—2019年，四川省结直肠癌患者住院规模、跨市（州）住院次数和个人直接经济负担呈逐年上升趋势：2019年，四川省结直肠癌住院患者45 495人、住院140 708人次，分别是2015年的2.7倍和3.5倍；2019年结直肠癌患者跨市（州）住院比例为14.2%，比2016年增长0.5个百分点；2019年，四川省结直肠癌住院患者的年住院时长的中位数是25天（IQR：13天，46天）、年住院费用的中位数是3.69万

元（IQR：1.23万元，6.43万元），分别比2015年增加2天和9 800元。对于患者个人和家庭而言，结直肠癌造成的直接经济负担是较为高昂的。四川省结直肠癌患者住院人数和住院人次逐年上升的趋势、患者的人口学特征（以男性和中老年人群为主）与安徽省新农合报销数据的研究是比较相似的。本项目组的研究显示，结直肠癌患者的平均年龄5年间增加了1.5岁（2019年平均年龄为65.1岁），70岁以上的高龄结直肠癌患者占比增加4.2个百分点，这可能与结直肠癌发病率增高和发病年龄呈现老龄化趋势有关。随着人口老龄化，老年结直肠癌患者人数将继续增加，老年人的多病共存也给手术、手术策略选择、联合用药等带来巨大挑战。目前的诊治指南所依据的临床试验中，70岁以上的高龄结直肠癌患者只占8%~13%，在缺乏老年人结直肠癌循证医学证据时，老年患者的治疗大多依靠专家个人经验或借鉴指南，这可能造成治疗过度导致毒副作用大于治疗作用，也可能治疗不足导致更高的复发和死亡。

二、结直肠癌诊疗水平和医疗资源存在地区不均衡性

成都市是结直肠癌跨市（州）住院中流出比例最低、流入比例最高的城市，这与成都市优质医疗资源的服务能力相关（如成都市有四川大学华西医院等38家三级甲等医院）。基于四川大学华西医院DACCA数据库的研究显示，四川大学华西医院收治的36.7%的四川省病例来自成都市外的20个市（州）。前期的研究中，每个城市的流入病例占成都市总流入病例的比例为1.9%~9.9%，其中占比最高的是眉山市（9.9%）、资阳市（8.0%）和南充市（7.9%），这与成都、德阳、眉山、资阳同城化的深入推进有关。截至目前，成都市建立了区域统筹、共建共享的异地就医合作框架，取消成都、德阳、眉山、

资阳等地异地就医备案规定，推动区域异地就医医保定点互认。同样的研究中，结直肠癌患者异地就医随时间呈上升趋势，异地就医人次的快速增长将对优质医疗机构如何提高医疗效率提出新挑战。患者就医行为模式改变可能是多种因素共同所致的，例如医保覆盖范围的扩大、人口流动速度的加快、健康意识的提高、医疗资源分布不均衡等。来自我国中部经济欠发达的某县级市的实证分析显示，男性、45岁以下、重疾患者等特征的参保人更倾向于选择异地就医。通过研究四川省结直肠癌患者住院行为模式，可以为后续开展基于大数据的跨地域住院影响因素分析和跨地域住院对个人经济负担、医疗服务效率、医保基金支出等的影响提供参考。

三、人工智能与结直肠癌

人工智能（artificial intelligence, AI）技术，尤其是机器学习（machine learning, ML）和深度学习（deep learning, DL）在医疗保健领域取得了飞速发展，为构建有效且准确的计算机辅助癌症筛查、诊断、治疗和预后追踪提供了新的潜力。近期大量研究展示了人工智能在结直肠癌领域的应用。从临床实践来看，现有的人工智能在结直肠癌中的应用主要涉及四个临床部分。

1. 筛查

内镜检查辅以粪便潜血试验（fecal occult blood test, FOBT）被认为是结直肠癌筛查的金标准，但这些方法相对依赖临床经验，容易漏诊和误诊。内镜成像数据集和电子病历（EMR）的日益普及，用于肠息肉检测的AI辅助内镜检查以及使用临床特征联合组学数据的高风险预测模型的使用，有望提高结直肠癌筛查的准确性和效率。

2. 诊断

结直肠癌的定性诊断和分期主要依靠影像学和病理检查。近年来，得益于图像识别领域的先进处理技术，DL可以显著提高医学图像的可读性，消除经验差异，降低误诊率。

3. 治疗

临床上最常用的结直肠癌治疗方法是手术、化疗和放疗，可以在人工智能的帮助下评估新辅助放疗和化疗的治疗效果，以提高疗效并为患者提供更精准的医疗服务。

4. 预后

结直肠癌的预后包括预测复发和估计生存期。传统方式多使用Cox回归模型等统计方法来预测患者预后。然而，数据驱动的机器学习方法允许更有效地利用多维数据来准确预测患者的生存率并灵活跟踪疾病进展。

由于临床数据的爆炸式增长以及机器学习，尤其是深度学习的开创性研究，人工智能在结直肠癌的各个临床方面显示出巨大的应用潜力，使机器能够协助临床医生完成许多重要任务。人工智能的力量有望对结直肠癌的临床领域产生改变实践的影响。然而，我们应该承认，人工智能在结直肠癌中的实际临床应用仍处于起步阶段，必须解决多方面的挑战，如临床预测模型的验证和推广、可解释模型的构建、前瞻性和多中心的评估以及临床数据的安全管理和使用。我们相信，在不久的将来，人工智能技术将在微创筛查、TNM分期预测、手术治疗等方面发挥更重要的作用，进一步提高结直肠癌的筛查、诊断以及治疗和预后的评估。

第二章

结直肠癌源数据构建实践

第一节

结直肠癌源数据基础

一、结直肠癌数据库的特点

早在2007年，四川大学华西医院结直肠癌外科专业组就提出数据就是未来的预测。大数据时代带来了数据的极度膨胀和爆炸，医学与专业人士不可置身事外。结直肠癌外科的数据库建设由此启动，一项跨越10余年的数据库建设工程由此开始。数据是枯燥的，信息是无限的。时至今日，该结直肠癌数据库已经覆盖10余年的信息，是四川大学华西医院结直肠癌临床向大数据时代前进的重要基石。现今成形的结直肠癌数据库历经了多次数据管理模式的演变阶段，获取了大量数据库发展的经验。其能够总结的特点如下：

1. 领域重塑

结直肠癌的大数据建设既不是跨界的重构，也不是边缘的创新，而是一次完整的专业细分领域纵向延伸。

2. 人力配置

主张以医疗组组长作为主导，定制数据库建设的人力资源团队，提倡具备高效率、节约型的团队特征。

3. 患者黏附

强调患者的交互式参与，让数据库具有了专业—患者高黏附度。数据库实现了让患者主动参与、主动检测以及主动分析的精细化管理。

4. 场景模拟

建立了术前、术中、术后，临床、科研、教学，手术治疗、辅助与新辅助治疗、随访与监测，风险评估与质量控制，文字、图片、视频证据填充式的全流程、全覆盖管理型数据库。整个数据库可以进行扩展式的多场景模拟。

5. 精准医疗

通过数据库快速回溯模式实现个体用药、细化检测、方案适配等。

6. 信息标准

建立eCQM（electronic clinical quality measure）数字化临床质量测量标准，其应用在临床诊断环节、临床治疗环节、手术及医疗质量评估等。数据库录入采用"HTML规范+XML规范"（计算机可读格式化逻辑内容）。数据库主体包括数字化标准和逻辑运算方法，主要有：ratio数据比、continuous variable连续变量、episode数据集、the scoring unit patient患者评分单位、how the score is computed proportion专业化测量工具、code set代码集、measure logic测量运算逻辑、临床叙述—非结构化数据、结构化数据–计费代码、调度数据等。在下文中，我们将逐一展示四川大学华西医院结直肠癌外科大数据的应用基础和临床科研应用实践。

二、结直肠癌源数据的特点

为构建以价值医疗为导向的结直肠癌数据库，需要为数据库输送具备一定特征的结直肠癌源。所有源数据的质量最终会影响数据库、数据队列、数据应用、智能化工具的准确性、稳定性和社会价值。目前，在数据化产业中，无论是供给侧还是需求侧都更为关注产品的应用性和商业价值，对于构建产品最为基础的源数据关注度不够高。获得大量有价值、可利用的医疗源数据是诸多数据工程的基础。结合四川大学华西医院结直肠癌数据库构建的经验，本书对源数据的特点进行了梳理。

1. 源数据应当具备的四大特征

（1）结果关联。源数据的建立需要以结果作为引导；源数据的作用聚焦在预后，通过结果关联评判效果。

（2）专业特征。人群健康大数据更多地关联于HIS提供的结构化数据，而在专病源数据的采集中则有所不同。要体现专病源数据，一定需要突破HIS与病案首页数据瓶颈，提供与决策相关联的专业诊疗数据。

（3）双向行为。专病的源数据具有行为特征，这种特征包含了医生和患者两方面，并且在两方面之间形成双向性，能够呈现出医患互动的数据，更适合展示医疗的真实场景。

（4）辅助决策。源数据的应用价值会体现在对医疗行为的辅助决策。源数据的设计需要考虑到对医疗合理行为的辨别，并将辨别的结果指向临床预后，可以更为有效地建立数据审查机制。

2. 更为全面的源数据设计

（1）指南化数据与真实场景。以指南为基础的结构化数据是源数据最易选择的设计方案，但是以指南为基础的源数据受限于循证依据的分类，多数情况下会以临床研究级别为参考，更多是具有一定设计的数据特征。而医疗行为更多是真实世界场景，所以既需要参考指南，又需要有所突破，让源数据的特征更加丰富，更为贴近真实世界的场景。

（2）多模式术前评估参数。充分考虑常用和特殊的结直肠癌术前评估技术，综合临床评估、影像评估、检验评估以及组学评估等多种形式，对患者的基础状态、专病状态等进行共病化和多模式化的数据搭建，为结直肠癌诊治的全流程奠定基础。

（3）创新导入。更灵活地引入创新参数，将正在进行的临床研究与专病数据相结合，一方面可以实现研究数据与队列数据的整合，另一方面可以扩展结直肠癌数据的多面性；广泛地接纳创新手术方式，与手术相关效果/风险参数进行关联；接纳新辅助/辅助治疗的新方案，与近远期疗效进行关联；扩展数据库的可延展性。

（4）源数据与医疗质量。在源数据的选择中纳入对医疗质量的评估，在数据里充分体现医疗行为的质量，直接或者间接地对医疗行为的难易程度进行评估。源数据的自我评估性可以有效增加数据的维度，使医生在源数据的深度复盘中得到学习和提高。

（5）源数据与患者维度。患者是源数据在现实世界中的本我存在，再多的源数据都无法完全地呈现为一个复杂多变的患者。同时患者又是对源数据最好的补充，通过与专病数据相对应的患者群体圈的搭建，让源数据的动态性更好。在随访数据的长期采集中，患者维度的参与有利于随访数据的完善。

结直肠癌源数据模块划分

基于对结直肠癌源数据长期管理的经验背景，结合以价值医疗为导向的整体思路，本项目组将结直肠癌源数据按照功能划分成为多个模块，并通过既往的系列结直肠癌数据库构建经验分享的论文进行展示。解读本书中最核心的标准数据集相关内容，使得源数据的模块更有利于读者理解结直肠癌标准数据集与源数据模块的关系。

一、个人数据模块

在结直肠癌数据库中，用于表示代表个人特征的数据划归个人数据模块，主要包括：患者姓名、性别、年龄、血型、身高、身体质量、身体质量指数、首次住院号、新增门诊号、患者身份证、家属身份证、地址、婚姻状况、子女状况、电话、职业、文化程度、医患关系、就诊途径、就医信息、医保类型、经济条件，以及是否为成都患者等。个人数据模块中含有大量的隐私信息，对于数据安全保护的要求极高。

二、 住院流程模块

在结直肠癌数据库中，住院流程的特征数据包括：日期住院相关时长以及住院流程管理。其中，日期主要包括：就诊日期、入院日期、手术日期、出院日期。住院相关时长主要包括：入院前等待时间、术前住院时间、术后住院时间及总住院时间。在华西 DACCA 中，住院流程管理分类包括计划性住院流程管理和非计划性住院流程管理。

三、个人疾病史模块

在结直肠癌数据库中，个人疾病史模块包含的特征数据代表了结直肠癌患者在因为结直肠癌进行诊治时所存在的既往疾病史、手术史和体质状态等。这些特征数据包括外科合并症、内科合并症和手术史等。其中对于人群形成严重疾病负担的常见内科合并症，在数据中还会采用单列的方式，比如高血压、糖尿病等。

体质状态的特征数据包括：NRS2002评分、体质水平、消瘦情况、贫血情况、蛋白状态、多腔隙积液情况、免疫状态、生化电解质状态、营养支持状态等。

四、术前专科检查模块

在结直肠癌数据库中，术前专科检查的特征数据包括与结直肠癌术前评估相关的系列检查，如肠镜、CT、MRI、腔内超声、肝脏超声、骨扫描和 PET–CT 检查等。在术前评估这些相关检查的同时，还对应有这些检查的完成状态以及评估准确度等参数。

通过术前评估得到的结直肠癌术前分期可以由这些术前评估手段

所得到的分期综合获取。

五、肿瘤特征模块

在结直肠癌数据库中，肿瘤特征模块是对于结直肠癌肿瘤相关特征数据的汇总，我们将这些所有的特征数据一起作为结直肠癌的严重程度参数。这些特征数据包括癌前病变、癌家族、肿瘤部位、缘距、肿瘤形态、大小、方位、发生、分化、肿瘤病理性质、Ki67、梗阻、套叠、穿孔、疼痛、水肿、出血等。针对结直肠癌的分期，项目组在数据库中设计了病理学TNM分期，以及"临床+影像+病理的综合TNM分期"，同时还设计了高风险因素的划分系统。

六、手术特征模块

在结直肠癌数据库中，手术特征模块的特征数据主要分为手术特色、手术术式、手术操作细节、手术难点以及手术质量评价这五大部分。手术特色的特征数据包括：手术特色、时机、水平。手术术式的特征数据包括：手术名称、手术性质、保肛意愿、造口类型、造口还纳日期、手术路径、扩大切除、经括约肌间切除术类型。手术操作细节的特征数据包括：吻合类型、吻合口形式、吻合器械型号、术中加固、吻合口填塞、引流安置、网膜覆盖、防粘连措施、盆腹膜修复、术中污染、术中化疗。手术难点的特征数据包括：手术时长、解剖难度、骨盆、肥胖、粘连、系膜状态、脏器肥大、肠管质量。手术质量评价的特征数据包括：术后死亡风险、组织损伤风险、复发预判、转移预判、渗漏风险、手术难度自评、总体预后预判、手术质量自评。

七、手术反应和并发症模块

在结直肠癌数据库中，手术反应模块是指在术后患者出现创伤相关反应的信息类型，包括手术反应总体评价和手术创伤相关反应的特征数据。其中，手术创伤相关反应的特征数据包括体温、排气、疼痛和精神。

并发症模块是特指围绕结直肠癌手术的围术期并发症的特征数据集合。围术期的并发症是指结直肠癌患者在术前、术中、术后（近期或远期）发生的不良事件。这些不良事件是由于医疗相关行为所导致，而且会对患者在术前、术中、术后和长期随访带来风险。

八、新辅助治疗模块

在结直肠癌数据库中，新辅助治疗的特征数据包括策略设计和效果评价两部分内容。其中，策略设计又包含新辅助治疗策略、治疗依从性、新辅助治疗的方案和强度。效果评价则包含新辅助治疗期间的CEA值、治疗前后的症状变化、肿瘤大体类型变化以及影像学变化及其治疗后TRG分级。

九、辅助治疗模块

在结直肠癌数据库中，辅助治疗的特征数据设计不同于国内其他数据库的构建团队的方式。其他数据库构建团队多将辅助治疗内容搭建为由辅助治疗的方案、周期、不良反应、实体瘤疗效评价标准等指标形成的体系。而在本数据库的辅助治疗内容搭建中，采用了"行为—结果"特征的人群真实世界的数据库构建方式。其特征数据包括辅助治疗策略、辅助化疗/放疗指针、医生对辅助化疗/放疗的推荐度、患者对辅助化疗/放疗的接受度、辅助化疗/放疗的疗程、辅助化疗/放疗的毒副反应级别、辅助化疗/放疗的效果评价、辅助化疗/放疗符合指南规范的情况。此外还包括靶向药物使用情况以及创新药物如PD-L1的使用情况等。

十、随访

在结直肠癌数据库中，针对患者的随访模块所设置的特征数据主要包括随访终期、生存状态、随访策略、随访重点、随访计划、利用通信工具进行的随访记录、随访频次、年度随访次数、单次随访记录等内容。整个随访的过程在数据库中呈现为以时间为序列的多个时间节点的特征数据。

结直肠癌源数据结构设计

一、可转化标准数据集的源数据标签与初始结构化

在结直肠癌数据库中，源数据全部以最基本的Excel工具进行记录，并保存在医院的局域网内，开展系列的源数据应用。除去对于源数据的安全保护外，Excel工具的使用更多的是实现了数据管理人员、数据采集人员的便捷化使用，易于更新迭代。

但是Excel工具只是一个初级的数据管理工具，无法提供更为复杂而系统的数据库功能。因此为更好地与应用级数据库进行对接，在Excel工具管理的过程中，数据管理人员和数据采集人员会按照一定的规则对源数据进行记录，尽可能为后期数据的结构化提供基础。为达到数据的应用性，在Excel工具管理中，项目采用了标签和结构化的方式，对于每一个可以分类的特征制作标签，并以标签为基础对数据进行初步的结构化设置。这种初始的结构化会参照部分国际国内经典的分类方式，也会有大量基于临床的实践为基础的划分方式，以便为数据库的可推广性和创新性同时提供支撑。

二、可转化标准数据集的源数据类型

1. 日期类型

在结直肠癌数据库中，只要以日期作为特征参数的部分都会选择

标准的日期方式进行源数据记录。与日期存在关联的特征参数，如住院时长，就会通过这些源数据中的日期进行自动地换算。

2. 文本类型

在前期对于结直肠癌数据库特征数据的梳理中，我们有相当部分的特征数据首先是以文本类型进行记录的。但是部分文本通过有效的拆分，还可以以新的特征数据状态呈现，成为分类类型的源数据，更适合作为数据库管理和标准数据集的搭建。因此，现有保留在数据库中的文本类型源数据多数以描述性内容为主，但仍存在有保存和使用的价值。

3. 分类类型

最为经典的结构化数据多以分类数据的方式进行管理。在结直肠癌数据库中，最多的特征数据都是采用分类类型进行记录。这些特征数据的分类方式与中心化或者云端的数据库是最早保持一致的，也是结直肠癌标准数据集的主要内容。按照国际国内通行标准进行的分类方式对于部分特征数据是有意义的。但是按照价值医疗为导向的理念，多数结直肠癌专病相关的特征数据还是会引入更多具有创新特征的分类方式。

4. 数值类型

在结直肠癌数据库中，部分特征数据是可以直接用数值进行记录的。其中既可能有隐私信息，比如患者的手机号码，也可能有临床参数，比如新辅助前后的CEA值。这些特征参数都会以数值类型进行保存，并按照必要的方式进行数据的分析。

第三章

结直肠癌标准数据集

结直肠癌数据集特征说明

一、本标准数据集应用范围

结直肠癌标准数据集规定了结直肠癌评估的数据集元数据和数据元属性，适用于指导结直肠癌评估信息的采集、存储、共享、专科科研以及信息系统的开发。

二、规范性引用文件

下列文件对于本文件的应用是必不可少的。凡是注日期的引用文件以及仅注日期的版本适用于本文件；凡是不注日期的引用文件，其最新版本（包括所有的修改单）适用于本数据集。

WS445 2014《电子病历基本数据集》

WS372.6 2012《疾病管理基本数据集第六部分：肿瘤病例管理》

WS364 2011《卫生信息数据元值域代码》

WS/T303 2009《卫生信息数据元标准化规则》

WS/T304 2009《卫生信息数据模式描述指南》

WS/T305 2009《卫生信息数据集元数据规范》

WS/T306 2009《卫生信息数据集分类与编码规则》

ICD-10第10次修订版《疾病和有关健康问题的国际统计分类（第二版）》

ICD-O《国际疾病分类肿瘤学专辑（第三版）》

ICD-9-CM-3 2011《国际疾病分类（第九版临床修订本）手术与操作》

GB/T2261.1 2003《个人基本信息分类与代码第一部分：人的性别代码》

GB/T2261.4 2003《个人基本信息分类与代码第四部分：从业状况（个人身份）代码》GB/T2261.2 2003《个人基本信息分类与代码第二部分：婚姻状况代码》

GB/T4658 2006《中华人民共和国学历代码》

GB/T6864 2003《中华人民共和国学位代码》

三、术语和缩略语

1. 术语和定义

当前数据集是在结直肠癌的医疗活动过程中，医疗人员对结直肠癌的管理、诊疗、手术、术后管理、评估等信息记录与采集过程中所产生的数据元专用属性。

- 肾功衰分期

1 期：肾功能正常；

2 期：肾功能轻度下降；

3 期：肾功能中度下降；

4 期：肾功能重度下降；

5 期：肾功能衰竭。

● 胸腔积液程度

少量：积液<1/3胸腔，包括CT发现的腹腔少量积液；

中量：积液1/3~1/2胸腔，包括单肺；

大量：积液>1/2胸腔，包括双肺。

● 体质判断

弱性：平时体虚柔弱，食少动少，但检查无大病；

炎性：身体肥壮，人矮肚挺，面红声粗，骨盆中重度狭窄，属炎性反应重类；

神经：担忧害怕、过度紧张，包括抑郁、焦虑、失眠；

多病：平时合并多种内外科疾病。

● 腹腔积液

少量<300ml；

中量300~900ml；

大量>1 000ml。

2. 缩略语

下列缩略语适用于本文件：

● 新辅助治疗方案（视数据库更新可逐步增减、修正）

Fr：方案中主要药物选择为伊利替康；

Fo：方案中主要药物选择为奥沙利铂；

FoA：方案中主要药物选择为奥沙利铂+阿帕替尼；

FrA：方案中主要药物选择为伊利替康+阿帕替尼；

Xelox：方案中主要药物选择为奥沙利铂+卡培他滨；

Xefiri：方案中主要药物选择为依立替康+卡培他滨；

Foloxiri：方案中主要药物选择为奥沙利铂+伊立替康。

● 手术名称

HAR：高位前切除术；

LAR：低位前切除术；

ULAR：超低位前切除术；

CAA：结肠肛管吻合术；

CAAN：结肠肛门吻合术；

CAAN-n：手工新结肛；

CAAN-t：拖出式；

TAR：经肛局部切除术；

RHC/LHC：右半/左半结肠切除术；

URHC/LHC：扩大或超右半/左半结肠切除术；

MHC:横结肠切除术；

mRHC/LHC：小右半切除术即回盲部或升结肠切除两端封闭回肠横结肠侧侧吻合术/小左半切除术；

Hartmann：肿瘤切除远端封闭近端造瘘术；

S-Hartmann-S：肿瘤切除近远端双封闭+横结肠造口术。

● 经括约肌间切除术类型

ISR-1：内括约肌局部切除术，如TAR；

ISR-2：内括约肌部分切除术；

ISR-2a：DST内闭合；

ISR-2b：rDST外翻闭合；

ISR-2c：套扎式结肛吻合；

ISR-2d：腹腔镜辅助经肛结肛吻合术，残端荷包包埋，经肛切除，手工结肠肛管吻合，如超低位或部分低位直肠癌行超低位扩大前切除术及结肠肛管吻合术；

ISR-3：内括约肌全部切除术、直肠肛管癌结肠肛管肛门吻合术；

ISR-3a：rSST外翻切除；

ISR-3b：新结肛及拖出术；

ISR-3c：腹肛联合；

ISR-4：近晚期直肠肛管癌行括约肌局部扩大切除术。

● 切割闭合及吻合方式

DST：深部弧形闭合+吻合器；

DS-T：深部弧形闭合+加长吻合器；

SST：单吻合技术；

Mm-T：T形大口侧侧吻合；

rSST：外翻切除单吻合技术；

rdST：外翻闭合双吻合技术；

ra：腹肛联合切除术。

● 患者生存状态

A1：无瘤预定；

A2：无瘤待定；

A3：无瘤判定；

A4：无瘤确定；

A5：无瘤后定；

B1：可疑待查；

B2：高疑待查；

B3：转复待定；

C1：带瘤缓解；

C2：带瘤部缓；

C3：转复确定；

C4：转复新发；

C5：带瘤稳定；

C6：带瘤进展；

C7：带瘤恶化；

C8：带瘤终末；

D1：治愈前期；

D2：治愈到期；

D3：治愈后期；

D4：治愈长期；

E1：癌性死亡；

E2：非癌死亡；

E3：手术死亡。

第二节
结直肠癌数据集的数据元

一、结直肠癌数据集元数据属性

依据WS 370-2012 卫生信息基本数据集编制规范制定，数据集元数据属性说明见表3-2-1。

表3-2-1 数据集元数据公用属性

元数据子集	元数据项	元数据值
标识信息子集	数据集名称	结直肠肿瘤评估数据集
	数据集标识符	HDSC50.00-V1.0
	数据集发布方—单位名称	四川大学华西医院胃肠外科
	关键词	结直肠肿瘤
	数据集语种	中文
	数据及分类—内目名称	医疗服务
内容信息子集	数据集摘要	结直肠肿瘤患者在医疗机构诊疗所产生的信息
	数据集特征数据元	患者姓名、性别、年龄、出生日期、就诊时间、手术及操作编码、首次住院号、门（急）诊号、手术史、传染病名称、内科合并症诊断名称、外科合并症诊断名称、肿瘤部位、缘距、肿瘤形态分类、肿瘤长短径、肿瘤体积、肿瘤分化程度、手术时机类型、手术性质类型、手术技术水平类别、新辅助治疗策略、新辅助治疗强度、肿瘤转移复发确定日期、肿瘤转移复发类型、肿瘤转移复发部位、随访策略、随访计划、肿瘤病例信息登记完成程度

二、结直肠癌数据元专用属性

1. 病例管理数据元专用属性

见表3-2-2。

表3-2-2 病例管理数据元专用属性

内部标识符	数据元标识符	数据元名称	定义	数据元值的数据类型	标识格式	数据元允许值
HDSC50.01.001	DE09.20.001.00	审核	研究者对于数据完整度的评价以及方便进行患者数据管理而形成的标签	S3	N1	CV09.20.001
HDSC50.01.002	DE09.20.002.00	分析	需要深度临床分析的数据	S1	AN..1000	
HDSC50.01.003	DE09.20.003.00	影像	患者具有典型的影像资料的标记	S1	AN..100	

2. 患者基本信息数据元专用属性

见表3-2-3。

表3-2-3 患者基本信息数据元专用属性

内部标识符	数据元标识符	数据元名称	定义	数据元值的数据类型	标识格式	数据元允许值
HDSC50.01.004	DE02.01.039.00	患者姓名	患者本人在公安户籍管理部门正式登记注册的姓氏和名称	S1	A..50	

续表

内部标识符	数据元标识符	数据元名称	定义	数据元值的数据类型	标识格式	数据元允许值
HDSC50.01.005	DE02.01.040.00	性别代码	患者的生理性别	S3	N1	GB/T2261.1
HDSC50.01.006	DE02.01.005.01	出生年月日	患者出生当日的公元纪年日期	D	D8	
HDSC50.01.007	DE04.50.001.00	ABO血型代码	进行血型检查明确，或既往病例资料能够明确的患者ABO血型类别	S3	N1	CV04.50.005
HDSC50.01.008	DE04.10.167.00	身高（cm）	身高的测量值，计量单位为cm	N	N4..5,1	
HDSC50.01.009	DE04.10.188.00	体重（kg）	体重的测量值，计量单位为kg	N	N3..5,1	
HDSC50.01.010	DE05.10.075.00	体质指数	根据体重（kg）除以身高平方（m^2）计算出的指数	N	N5.2	
HDSC50.01.011	DE01.00.014.00	住院号	因手术入院时的住院号	S1	AN..18	
HDSC50.01.012	DE01.00.010.00	门（急）诊号	因急诊、复诊等增加的其他住院号	S1	AN..18	
HDSC50.01.013	DE02.01.030.00	患者身份证号	患者的身份证号	S1	AN..18	
HDSC50.01.014	DE02.01.030.00	家属身份证号	家属的身份证号	S1	AN..18	
HDSC50.01.015	DE02.01.052.00	职业类别代码	患者当前从事的职业	S3	N2	GB/T2261.4-2003

续表

内部标识符	数据元标识符	数据元名称	定义	数据元值的数据类型	标识格式	数据元允许值
HDSC50.01.016	DE02.01.041.00	学历代码	患者受教育的最高程度	S3	N2	GB/4658
HDSC50.01.017	DE02.01.009.01	户籍地址—省（自治区、直辖市）	患者户籍地址中的省、自治区或直辖市	S1	AN..70	
HDSC50.01.018	DE02.01.009.02	户籍地址—市（地区）	本人户籍地址中的市或地区	S1	AN..70	
HDSC50.01.019	DE02.01.009.03	户籍地址—县（区）	本人户籍地址中的县或区	S1	AN..70	
HDSC50.01.020	DE02.01.009.04	户籍地址—乡（镇、街道办事处）	本人户籍地址中的乡、镇或城市的街道办事处	S1	AN..70	
HDSC50.01.021	DE02.01.009.05	户籍地址—村（街、路、弄等）	本人户籍地址中的村或城市的街、路、里、弄	S1	AN..70	
HDSC50.01.022	DE02.01.009.06	户籍地址—门牌号码	本人户籍地址中的门牌号码	S1	AN..70	
HDSC50.01.023	DE02.01.009.01	现地址—省（自治区、直辖市）	本人现住地址中的省、自治区或直辖市	S1	AN..70	

续表

内部标识符	数据元标识符	数据元名称	定义	数据元值的数据类型	标识格式	数据元允许值
HDSC50.01.024	DE02.01.009.02	现地址—市（地区）	本人现住地址中的市或地区	S1	AN..70	
HDSC50.01.025	DE02.01.009.03	现地址—县（区）	本人现住籍地址中的县或区	S1	AN..70	
HDSC50.01.026	DE02.01.009.04	现地址—乡（镇、街道办事处）	本人现住地址中的乡、镇或城市的街道办事处	S1	AN..70	
HDSC50.01.027	DE02.01.009.05	现地址—村（街、路、弄等）	本人现住地址中的村或城市的街、路、里、弄	S1	AN..70	
HDSC50.01.028	DE02.01.009.06	现地址—门牌号码	本人现住地址中的门牌号码	S1	AN..70	
HDSC50.01.029	DE02.01.043.00	血缘关系	个体间血缘关系	S3	N1	CV02.01.201
HDSC50.01.030	DE02.21.001.00	血缘关系人数	患者本人有血缘关系的人数	N	N2	
HDSC50.01.031	DE02.01.017.00	联系人与患者关系类别	患者与联系人关系	S3	N2	GB/T 4761
HDSC50.01.032	DE02.01.010.00	联系人电话号码	个体或机构联系电话的号码（包括国际、国内区号和分机号）	S1	A..20	

3.住院信息数据元专用属性

见表3-2-4。

表3-2-4　住院信息数据元专用属性

内部标识符	数据元标识符	数据元名称	定义	数据元值的数据类型	标识格式	数据元允许值
HDSC50.01.033	DE06.00.004.00	就诊日期时间	患者在门（急）诊就诊结束时的公元纪年日期	DT	DT15	
HDSC50.01.034	DE06.20.001.00	入院等待天数	患者入院前等待天数	N	N..2	
HDSC50.01.035	DE06.00.091.00	入院时间日期	患者实际办理入院手续时的公元纪年日期和时间	D	D8	
HDSC50.01.036	DE06.20.002.00	手术前住院天数	患者术前实际在院时间	N	N..2	
HDSC50.01.037	DE06.00.095.00	手术及操作日期	患者住院期间实施的手术及操作时的公元纪年日期和时间	D	D8	
HDSC50.01.038	DE06.00.310.00	手术后住院天数	患者术后实际在院时间	N	N..2	
HDSC50.01.039	DE06.00.092.02	出院日期	患者实际办理出院手续时的公元纪年日期	D	D8	
HDSC50.01.040	DE06.20.310.00	手术住院的总天数	患者手术住院的住院总天数	N	N..2	
HDSC50.01.041	DE06.20.003.00	总体方案	患者因手术住院期间采用的治疗管理流程类型	S3	N2	CV06.20.20.001

续表

内部标识符	数据元标识符	数据元名称	定义	数据元的数值的数据类型	标识格式	数据元允许值
HDSC50.01.042	DE06.00.174.00	分级转诊	患者是否完成分级转诊	S2	N1	①是；②否
HDSC50.01.043	DE06.20.004.00	ICU标志	患者因手术住院期间是否转至ICU进行治疗	S2	N1	①是；②否

4. 卫生费用数据元专用属性

见表3-2-5。

表3-2-5 卫生费用数据元专用属性

内部标识符	数据元标识符	数据元名称	定义	数据元的数值的数据类型	标识格式	数据元允许值
HDSC50.01.044	DE09.00.250.00	医疗费用来源类别	患者参加的医疗保险类别	S3	N2	CV07.10.003
HDSC50.01.045	DE02.21.002.00	术前治疗费用	患者接受新辅助治疗的整体费用	N	N..10,2	
HDSC50.01.046	DE02.21.003.00	手术治疗费	患者接受手术治疗的整体费用	N	N..10,2	
HDSC50.01.047	DE02.21.04.00	随访的费用	患者单次随访的费用	N	N..10,2	

5. 新辅助治疗数据元专用属性

见表3-2-6。

表3-2-6 新辅助治疗数据元专用属性

内部标识符	数据元标识符	数据元名称	定义	数据元的数值数据类型	标识格式	数据元允许值
HDSC50.01.048	DE06.20.005.00	新辅助治疗类型评估	医生判断患者是否进行新辅助治疗的类型	S3	N2	CV06.20.002
HDSC50.01.049	DE06.20.006.00	新辅助治疗方案评估	医生判断患者应实行的新辅助方案类型	S3	N2	CV06.20.003
HDSC50.01.050	DE06.20.007.00	新辅助治疗依从性	患者对新辅助治疗安排的依从性	S3	N2	CV06.20.004
HDSC50.01.051	DE06.20.008.00	新辅助化疗方案	新辅助治疗中患者使用的化疗基本方案	S3	N2	CV06.20.005
HDSC50.01.052	DE06.20.009.00	新辅靶向药物	新辅助治疗中患者使用的靶向药物	S2	N1	①阿帕替尼②贝伐单抗③西妥昔单抗
HDSC50.01.053	DE06.20.010.00	术前放疗剂量	患者术前放疗的剂量，单位为Gy	N	N4	
HDSC50.01.054	DE06.20.011.00	术前放疗天数	患者术前放疗的天数	N	N2	
HDSC50.01.055	DE06.20.012.00	新辅助治疗化疗周期	新辅助治疗中，患者化疗周期类型	S3	N1	CV06.20.006

续表

内部标识符	数据元标识符	数据元名称	定义	数据元值的数据类型	标识格式	数据元允许值
HDSC50.01.056	DE06.20.013.00	新辅助治疗放疗周期	新辅助治疗中，患者放疗周期类型	S2	N1	①长程放疗 ②短程放疗
HDSC50.01.057	DE06.20.014.00	新辅助治疗后癌症标志物变化情况	新辅助治疗后癌症标志物变化情况	S3	N2	CV06.20.007
HDSC50.01.058	DE06.20.015.00	新辅助治疗后肿瘤相关症状变化情况	新辅助治疗后肿瘤相关症状变化情况	S3	N2	CV06.20.008
HDSC50.01.059	DE06.20.016.00	新辅助治疗后原发病灶大体标本变化	新辅助治疗后原发病灶大体标本变化	S3	N1	CV06.20.009
HDSC50.01.060	DE06.20.017.00	新辅助治疗后转移病灶大体标本变化	新辅助治疗后转移病灶大体标本变化	S3	N1	CV06.20.010
HDSC50.01.061	DE06.20.018.00	新辅助治疗后原发肿瘤影像学检查变化情况	新辅助治疗后原发肿瘤影像学检查变化情况	S3	N1	CV06.20.011
HDSC50.01.062	DE06.20.019.00	新辅助治疗后转移肿瘤影像学检查变化情况	新辅助治疗后转移肿瘤影像学检查变化情况	S3	N1	CV06.20.012

续表

内部标识符	数据元标识符	数据元名称	定义	数据元值的数据类型	标识格式	数据元允许值
HDSC50.01.063	DE06.20.020.00	病理学肿瘤消退分级	病理学肿瘤消退分级	S3	N1	CV06.20.013

6. 患者病史数据元专用属性

见表3-2-7。

表3-2-7　患者病史数据元专用属性

内部标识符	数据元标识符	数据元名称	定义	数据元值的数据类型	标识格式	数据元允许值
HDSC50.01.064	DE05.20.001.00	外科合并症疾病诊断名称	患者既往所患外科合并症的诊断名称	S3	AN..11	ICD-10
HDSC50.01.065	DE02.10.061.00	既往手术史	患者既往接受手术（操作）名称	S1	AN..100	
HDSC50.01.066	DE02.30.001.00	结直肠癌手术情况	患者既往是否接受结直肠癌手术	S2	N1	①是；②否
HDSC50.01.067	DE04.40.001.00	肝脏结节	是否检查发现肝脏结节	S2	N1	①是；②否
HDSC50.01.068	DE05.30.001.00	肝脏结节性质	影像学检查发现的肝脏结节的性质类型	S3	N2	CV05.30.001

续表

内部标识符	数据元标识符	数据元名称	定义	数据元值的数据类型	标识格式	数据元允许值
HDSC50.01.069	DE05.30.002.00	肝脏结节的描述	影像学检查对肝脏结节的描述	S3	N2	CV05.30.002
HDSC50.01.070	DE05.30.003.00	肝脏结节在随访中变化	描述肝脏结节在随访中的变化	S1	AN..100	
HDSC50.01.071	DE05.30.004.00	肝功能分级	患者肝功能的检测结果评估	S3	N1	CV05.30.003
HDSC50.01.072	DE05.30.005.00	影响肝功能的肝脏疾病	影响肝功能的肝脏疾病诊断名称	S3	AN..11	ICD-10
HDSC50.01.073	DE05.30.006.00	肾脏结节类型	患者肾脏结节类型	S3	N1	CV05.30.004
HDSC50.01.074	DE05.30.007.00	肾脏肿瘤	若患者肾结节性质为肾脏肿瘤，描述具体的肿瘤情况	S1	AN..100	
HDSC50.01.075	DE05.30.008.00	肾功能检查结果评估	患者肾功能检测评估结果	S3	N1	CV05.30.005
HDSC50.01.076	DE05.30.009.00	肾功能衰竭分期	肾功能衰竭1~5期	S3	N1	CV05.30.006
HDSC50.01.077	DE05.30.010.00	肾脏疾病	患者有肾脏疾病诊断名称	S3	AN..11	ICD-10
HDSC50.01.078	DE05.30.011.00	男性生殖系统合并症	男性患者生殖系统合并症类型	S2	N2	CV05.30.007

续表

内部标识符	数据元标识符	数据元名称	定义	数据元值的数据类型	标识格式	数据元允许值
HDSC50.01.079	DE05.30.012.00	男性生殖系统其他合并症	男性生殖系统其他合并症完整	S1	AN..100	
HDSC50.01.080	DE05.30.013.00	女性生殖系统合并症	女性患者生殖系统合并症类型	S2	N2	CV05.30.008
HDSC50.01.081	DE05.30.014.00	女性生殖系统其他合并症	女性生殖系统其他合并症完整	S1	AN..100	
HDSC50.01.082	DE05.30.015.00	结石类疾病标志	患者是否患有结石类疾病	S2	N1	①无；②有
HDSC50.01.083	DE05.30.016.00	结石类疾病名称	患者所患结石疾病诊断名称	S3	AN..11	ICD-10
HDSC50.01.084	DE05.30.017.00	内科合并症诊断名称	除本表中提及的常见内科疾病外，患者所患的其他内科合并症	S3	AN..11	ICD-10
HDSC50.01.085	DE05.30.018.00	糖尿病对患者影响程度评估	患者所患糖尿病对其产生的具体影响评估	S3	N1	CV05.30.009
HDSC50.01.086	DE05.30.018.00	高血压评估	患者所患高血压对其产生的具体影响评估	S3	N1	CV05.30.010
HDSC50.01.087	DE05.20.002.00	高血压并发症	患者所患高血压其产生的并发症	S3	AN..11	ICD-10
HDSC50.01.088	DE05.30.019.00	颅脑疾病类型	患者所患颅脑疾病类型	S3	N1	CV05.30.011

续表

内部标识符	数据元标识符	数据元名称	定义	数据元值的数据类型	标识格式	数据元允许值
HDSC50.01.089	DE05.20.003.00	特定颅脑疾病诊断名称	患者特定颅脑疾病诊断名称	S3	AN..11	ICD-10
HDSC50.01.090	DE05.30.020.00	肺炎分级	患者术前患者发现肺炎的严重程度	S3	N1	CV05.30.012
HDSC50.01.091	DE05.20.004.00	伴发呼吸系统疾病	患者患肺炎时伴发的呼吸系统疾病诊断名称	S3	AN..11	ICD-10
HDSC50.01.092	DE05.30.021.00	肺部结节影像学表现	患者结节影像学表现类型	S3	N1	CV05.30.013
HDSC50.01.093	DE05.30.022.00	肺部结节发生类型	患者肺结节发生的类型	S2	N1	①单发 ②多发
HDSC50.01.094	DE05.30.023.00	肺结节大小	肺结节大小的详细描述	S1	AN..100	
HDSC50.01.095	DE05.30.024.00	肺结节伴发情况	患者结节伴发情况描述类型	S2	N1	①肺指标cy21增高 ②cy21增高或伴有NSE增高
HDSC50.01.096	DE05.30.025.00	胸腔积液程度	患者胸腔积液程度类型	S2	N1	①少量；②中量；③大量
HDSC50.01.097	DE05.30.026.00	肺功评估结果	对患者肺功能检查结果的类型	S3	N1	CV05.30.014

续表

内部标识符	数据元标识符	数据元名称	定义	数据元的数值的数据类型	标识格式	数据元允许值
HDSC50.01.098	DE05.20.004.00	伴发影响肺功能的疾病	伴发影响肺功能的疾病	S3	AN..11	ICD-10
HDSC50.01.099	DE05.30.027.00	心脏病变标志	患者心脏是否有病变	S2	N1	①无；②有
HDSC50.01.100	DE05.20.005.00	心脏病名称	患者所患心脏病诊断名称	S3	AN..11	ICD-10
HDSC50.01.101	DE05.30.028.00	患者是否有血栓	患者是否有血栓	S2	N1	①无；②有
HDSC50.01.102	DE05.20.006.00	血栓性疾病	患者的血栓部位或血栓性疾病名称	S3	AN..11	ICD-10
HDSC50.01.103	DE05.30.029.00	心包积液评估	患者心包积液程度	S3	N1	CV05.30.015
HDSC50.01.104	DE05.30.030.00	心功能障碍评估检查	患者心功能障碍评估检查情况	S2	N1	①未作；②已做
HDSC50.01.105	DE05.30.031.00	心功能障碍评估结果	纽约心脏病协会提出的NYHA心功能分级	S3	N1	CV05.30.016
HDSC50.01.106	DE05.20.006.00	内分泌疾病	除糖尿病外，患者所患其他内分泌疾病	S3	AN..11	ICD-10
HDSC50.01.107	DE05.20.007.00	传染病名称	患者所患的传染病	S3	AN..11	ICD-10

续表

内部标识符	数据元标识符	数据元名称	定义	数据元值的数据类型	标识格式	数据元允许值
HDSC50.01.108	DE05.30.032.00	患者过敏类型	患者过敏类型	S3	N1	CV05.30.017
HDSC50.01.109	DE05.30.033.00	体质状态判断	医生对于患者主观的体质状态判断	S3	N1	CV05.30.018
HDSC50.01.110	DE05.30.034.00	骨质影响的状态描述	描述骨质影响的状态	S1	AN..100	
HDSC50.01.111	DE05.30.035.00	体重变化	对患者体重变化的测量，计量单位为kg	N	N3..5,2	
HDSC50.01.112	DE05.30.036.00	患者贫血类型	患者贫血类型	S3	N1	CV05.30.019
HDSC50.01.113	DE05.30.037.00	蛋白质类指标	患者蛋白类指标异常类型	S3	N1	CV05.30.020
HDSC50.01.114	DE05.30.038.00	腹腔积液	患者腹腔积液程度情况	S2	N1	①少量；②中量；③大量
HDSC50.01.115	DE05.30.039.00	电解质指标	结直肠癌患者初诊时的电解质检查结果	S2	N1	①无异常；②有异常
HDSC50.01.116	DE05.30.040.00	电解质指标异常情况	若电解质指标有异常，文字补充说明结直肠癌患者初诊时的电解质的异常信息	S1	AN..100	

续表

内部标识符	数据元标识符	数据元名称	定义	数据元值的数据类型	标识格式	数据元允许值
HDSC50.01.117	DE05.20.008.00	免疫疾病诊断名称	患者所患的免疫系统疾病	S3	AN..11	ICD-10
HDSC50.01.118	DE05.30.041.00	免疫指标异常程度	患者初诊时实验室检验后的体液免疫状态和细胞免疫状态结果	S2	N1	①正常; ②异常; ③异常
HDSC50.01.119	DE05.30.042.00	围手术期营养支持类型	患者围手术期间营养支持类型	S2	N1	①无; ②卡文等加静脉营养; ③蛋白等高营养

7. 术前评估数据元专用属性

见表3-2-8。

表3-2-8 术前评估数据元专用属性

内部标识符	数据元标识符	数据元名称	定义	数据元值的数据类型	标识格式	数据元允许值
HDSC50.01.120	DE05.30.043.00	术前Dukes分期	患者手术前临床评估的Dukes分期	S3	N1	CV05.30.021
HDSC50.01.121	DE05.30.044.00	与病理分期符合度代码	术前临床评估分期与术后病理分期的符合度	S3	N1	CV05.30.022

续表

内部标识符	数据元标识符	数据元名称	定义	数据元值的数据类型	标识格式	数据元允许值
HDSC50.01.122	DE05.30.045.00	术前确诊的方式	术前确诊结直肠的检查方式和临床手段	S2	N1	①完全直肠镜和病理确诊 ②直肠镜检查、病理可疑恶性和临床评估阳性 ③临床指尖评估、影像评估、肿瘤标记物等综合判断，但无病理证据
HDSC50.01.123	DE05.30.046.00	术前结直肠镜检查标志	术前是否完成结直肠镜检查	S2	N1	①无；②有
HDSC50.01.124	DE05.30.047.00	结直肠镜下的活检结果	术前结直肠镜下病理活检结果	S3	N1	CV05.30.023
HDSC50.01.125	DE05.30.048.00	CT与病理检查分期的符合度	CT结果与病理分期对TN分期）的符合度	S3	N1	CV05.30.022
HDSC50.01.126	DE05.30.049.00	术前CT分期	术前CT影像评估的肿瘤分期	S3	N2	CV05.30.024
HDSC50.01.127	DE05.30.050.00	CT-T分期	术前CT影像评估的原发病灶T分期	S3	N1	CV05.30.025
HDSC50.01.128	DE05.30.051.00	CT-N分期	术前CT影像评估的N分期	S3	N1	CV05.30.026
HDSC50.01.129	DE05.30.052.00	CT-M分期	术前CT影像评估的M分期	S2	N1	①Mx.；②M0.；③M1.

续表

内部标识符	数据元标识符	数据元名称	定义	数据元值的数据类型	标识格式	数据元允许值
HDSC50.01.130	DE05.30.053.00	直肠腔内超声或和胃肠超声的评估结果	患者术前完成经直肠腔内超声B超或和胃肠超声的情况	S2	N1	①未作；②已作
HDSC50.01.131	DE05.30.054.00	直肠腔内超声或和胃肠超声结果与病理分期的符合度	直肠腔内超声或和胃肠超声结果与病理（仅针对TN分期）的符合度	S3	N1	CV05.30.022
HDSC50.01.132	DE05.30.055.00	超声评估下T分期	术前超声影像评估的原发病灶T分期	S3	N1	CV05.30.025
HDSC50.01.133	DE05.30.056.00	超声评估下N分期	术前超声影像评估的N分期	S3	N1	CV05.30.026
HDSC50.01.134	DE05.30.057.00	肝脏超声	患者术前完成肝脏超声造影检查的情况	S2	N1	①未作；②已作
HDSC50.01.135	DE05.30.058.00	肝脏超声与病理分期的符合度	肝脏超声造影结果与病理（仅针对TN分期）的符合度	S3	N1	CV05.30.022
HDSC50.01.136	DE05.30.059.00	肝脏超声检查M分期	术前肝脏超声影像评估的M分期	S2	N1	①Mx.；②M0.；③M1.
HDSC50.01.137	DE05.30.060.00	MR检查情况	患者术前完成MR检查的情况	S3	N1	①未作；②已作

续表

内部标识符	数据元标识符	数据元名称	定义	数据元值的数据类型	标识格式	数据元允许值
HDSC50.01.138	DE05.30.061.00	MR检查与病理分期的符合度	MR检查结果与病理分期（仅针对TN分期）的符合度	S3	N1	CV05.30.022
HDSC50.01.139	DE05.30.062.00	术前MR分期	术前MR影像评估的肿瘤分期	S3	N2	CV05.30.024
HDSC50.01.140	DE05.30.063.00	MR-T分期	术前MR影像评估的原发病灶T分期	S3	N1	CV05.30.025
HDSC50.01.141	DE05.30.064.00	MR-N分期	术前MR影像评估的N分期	S3	N1	CV05.30.026
HDSC50.01.142	DE05.30.065.00	MR-M分期	术前MR影像评估的M分期	S2	N1	①Mx.；②M0.；③M1.
HDSC50.01.143	DE05.30.066.00	PET-CT检查情况	患者术前完成PET-CT检查的情况	S2	N1	①未作；②已作
HDSC50.01.144	DE05.30.067.00	PET-CT检查与病理分期的符合度	PET-CT检查结果与病理分期（仅针对TN分期）的符合度	S3	N1	CV05.30.022
HDSC50.01.145	DE05.30.068.00	术前PET-CT分期	术前PET-CT影像评估的肿瘤分期	S3	N2	CV05.30.024
HDSC50.01.146	DE05.30.069.00	术前PET-CT-T分期	术前CT影像评估的原发病灶T分期	S3	N1	CV05.30.025

续表

内部标识符	数据元标识符	数据元名称	定义	数据元值的数据类型	标识格式	数据元允许值
HDSC50.01.147	DE05.30.0709.00	术前PET-CT-N分期	术前CT影像评估的N分期	S3	N1	CV05.30.026
HDSC50.01.148	DE05.30.071.00	术前PET-CT-M分期	术前CT影像评估的M分期	S2	N1	①Mx.；②M0.；③M1.
HDSC50.01.149	DE05.30.072.00	术前骨扫描情况	患者术前完成骨扫描检查的情况	S3	N1	①未作；②已作
HDSC50.01.150	DE05.30.073.00	全身骨扫描检查结果	骨扫描检查结果与病理分期（仅针对TN分期）的符合度	S3	N1	CV05.30.022
HDSC50.01.151	DE05.30.074.00	骨扫描转移部位	骨扫描转移部位	S3	AN..7	ICD-O
HDSC50.01.152	DE05.30.075.00	骨扫描可疑部位	骨扫描可疑部位	S3	AN..7	ICD-O
HDSC50.01.153	DE05.30.076.00	手术风险	患者手术与麻醉风险情况的分类	S3	N1	CV05.30.027
HDSC50.01.154	DE05.30.077.00	NRS2002	按照NRS2002营养评分表的评分结果	N	N2	

续表

内部标识符	数据元标识符	数据元名称	定义	数据元值的数据类型	标识格式	数据元允许值
HDSC50.01.155	DE05.30.078.00	初诊发现结直肠癌的临床评估手段	患者最早确诊或者高度怀疑为结直肠癌时，所依赖的临床评估手段类型	S3	N1	
HDSC50.01.156	DE05.30.079.00	患者误诊或误治的情况	患者确诊结直肠癌以前，误诊或误治的情况	S2	N1	①无; ②存在误诊; ③存在误治疗
HDSC50.01.157	DE05.20.009.00	误诊或误治时的疾病名称	患者遇到误诊或者误治时的疾病名称	S3	AN..11	ICD-10
HDSC50.01.158	DE05.30.080.00	误诊或误治时间	患者遇到误诊或者误治后甄误诊断的时间	D	D8	
HDSC50.01.159	DE05.30.081.00	癌前病变	存在癌前病变的情况	S2	N1	①不详; ②无; ③有
HDSC50.01.160	DE05.30.082.00	癌前病变类型	出现癌前病变时候的疾病诊断	S3	AN..11	ICD-10
HDSC50.01.161	DE05.30.083.00	癌家族史	患者存在癌症家族史的情况	S2	N1	①不详; ②无; ③有
HDSC50.01.162	DE02.01.017.00	与患者的关系	存在癌症家族史时，所患癌症家属与患者的关系	S3	N2	GB/T 4761
HDSC50.01.163	DE05.20.010.00	家属癌症史	家属所患的癌症诊断名称	S3	AN..11	ICD-10

8. 手术操作数据元专用属性

见表3-2-9。

表3-2-9　手术操作数据元专用属性

内部标识符	数据元标识符	数据元名称	定义	数据元值的数据类型	标识格式	数据元允许值
HDSC50.01.164	DE06.20.021.00	特色手术类型	完成结直肠癌切除手术时，手术方式不同于常规手术的技术特征或创新技术	S3	N2	CV06.20.20.014
HDSC50.01.165	DE06.20.022.00	特殊补充	文字补充说明手术特色	S1	AN..200	
HDSC50.01.166	DE06.20.023.00	手术时机类型	患者接受手术时的时机类型代码	S3	N1	CV06.20.015
HDSC50.01.167	DE06.20.024.00	手术名称	患者接受的结直肠癌主术名称	S3	N2	CV06.20.016
HDSC50.01.168	DE06.20.025.00	手术性质类型	结合临床和病理结果评估的肿瘤切除根治程度	S3	N1	CV05.30.028
HDSC50.01.169	DE05.30.084.00	随访后手术性质评估	经随访后，对肿瘤切除根治程度的再评估	S3	N1	CV05.30.029
HDSC50.01.170	DE05.30.085.00	Rx可疑部位	不能确定R分级时，补充其可疑部位	S3	AN..7	ICD-O
HDSC50.01.171	DE05.30.086.00	患者保肛意愿类型	患者对于保肛的意愿类型	S3	N1	CV05.30.030

续表

内部标识符	数据元标识符	数据元名称	定义	数据元的数据类型	标识格式	数据元允许值
HDSC50.01.172	DE06.20.026.00	造口术类型	患者存在肠造口的类型	S3	N1	CV05.30.031
HDSC50.01.173	DE06.20.027.00	患者造口特殊原因	患者有肠造口的原因类型	S2	N1	①预防性或术久性（需要观察后待定）②因并发症造口
HDSC50.01.174	DE06.20.028.00	还瘘日期	患者的肠造口完成还瘘手术的日期	D	D8	
HDSC50.01.175	DE06.20.029.00	手术路径类型	患者接受手术的操作路径类型	S3	N1	CV06.20.017
HDSC50.01.176	DE06.20.030.00	术中扩大切除	结直肠主手术中是否有扩大切除	S2	N1	CV06.20.018
HDSC50.01.177	DE06.20.031.00	术中扩大切除的范围	结直肠癌主手术术中扩大切除的部位范围	S3	AN..11	ICD-10
HDSC50.01.178	DE06.20.032.00	经括约肌间切除术类型	经括约肌间切除术技术类型	S3	N2	CV06.20.019
HDSC50.01.179	DE06.20.033.00	切割闭合及吻合方式	术中肠道重建采用的器械类型及吻合方式	S3	N1	CV06.20.020
HDSC50.01.180	DE06.20.034.00	吻合口形态	术中肠道吻合口形态类型	S3	N1	CV06.20.021

续表

内部标识符	数据元标识符	数据元名称	定义	数据元的数值的数据类型	标识格式	数据元允许值
HDSC50.01.181	DE06.20.035.00	吻合口缝合加固	术中对肠道吻合口缝合加固的方式类型	S3	N1	CV06.20.022
HDSC50.01.182	DE06.20.036.00	手术填塞类型	对接受直肠手术的患者，术中经肛填塞材料在吻合口内的情况	S2	N1	①未做肛门内填塞；②有填塞；③不涉及（结肠患者）
HDSC50.01.183	DE06.20.037.00	引流情况	术中是否使用血浆管、肛管等引流管的情况	S2	N1	①无引流 ②有引流
HDSC50.01.184	DE06.20.038.00	引流类型	术中选择使用的引流管类型	S2	N1	①血浆管引流 ②肛管引流
HDSC50.01.185	DE06.20.039.00	血浆引流天数	术后保留血浆管引流天数	N	N..4	
HDSC50.01.186	DE06.20.040.00	肛管引流天数	术后保留肛管引流天数	N	N..4	
HDSC50.01.187	DE06.20.041.00	放置网膜覆盖情况	术中利用大网膜覆盖创面的情况	S2	N1	①没有大网膜 ②有部分网膜 ③有完整网膜
HDSC50.01.188	DE06.20.042.00	放置防粘连材料情况	术中使用防粘连材料的情况	S3	N1	CV06.20.023

续表

内部标识符	数据元标识符	数据元名称	定义	数据元值的数据类型	标识格式	数据元允许值
HDSC50.01.189	DE06.20.043.00	盆腹膜修复	对接受直肠手术的患者，术中对盆腹膜关闭或重建的类型	S3	N1	CV06.20.024
HDSC50.01.190	DE06.20.044.00	盆腹膜修复使用器官名称	盆腹膜修复时所使用其他器官名称	S3	AN..7	ICD-O
HDSC50.01.191	DE05.30.087.00	术中腹腔污染情况	术中出现患者腹腔被污染的情况	S3	N1	CV05.30.032
HDSC50.01.192	DE02.01.039.00	手术者姓名	为患者实施手术的主要执行人员在公安户籍管理部门正式登记注册的姓氏和名称	S1	A..50	
HDSC50.01.193	DE06.00.259.00	总手术时间	手术从开刀下刀至关腹缝合皮肤完成的总手术时间	N	N..4	
HDSC50.01.194	DE06.00.259.00	手术准备时间	手术包扎结束至下台手术开始切皮时间	N	N..4	
HDSC50.01.195	DE06.00.259.00	手术关键时间	肿瘤游离至空间结构修复时间所累加的手术时间	N	N..4	
HDSC50.01.196	DE06.00.259.00	手术次要时间	如预防造口，分离粘连等辅助时间，开关腹时间等累加的手术时间	N	N..4	
HDSC50.01.197	DE05.30.088.00	术中解剖异常程度	术中发现患者结直肠及相关解剖结构与正常人不同的程度	S3	N1	CV05.30.033

续表

内部标识符	数据元标识符	数据元名称	定义	数据元值的数据类型	标识格式	数据元允许值
HDSC50.01.198	DE05.30.089.00	术中骨盆异常程度	术中发现患者骨盆生理结构异常的程度	S3	N1	CV05.30.034
HDSC50.01.199	DE05.30.090.00	术中腹部肥胖程度	术中发现患者腹部肥胖的程度	S3	N1	CV05.30.034
HDSC50.01.200	DE05.30.091.00	术中盆腹腔粘连	术中发现患者盆及腹腔粘连的程度	S3	N1	CV05.30.034
HDSC50.01.201	DE05.30.092.00	术中结直肠系膜异常程度	术中发现患者结直肠系膜异常解剖的类型	S3	N1	CV05.30.035
HDSC50.01.202	DE05.30.093.00	术中盆腔相关脏器异常情况	术中发现患者盆腔相关脏器生理结构与正常人不同的类型	S2	N1	CV05.30.036
HDSC50.01.203	DE05.30.094.00	其他术中盆腔相关脏器异常	补充说明在手术过程中发现患者脏器异常程度类型	S3	N1	CV05.30.034
HDSC50.01.204	DE05.30.095.00	术中肠管病理质量	术中发现患者肠管质量的异常程度	S3	N1	CV05.30.038
HDSC50.01.205	DE05.30.096.00	术后死亡风险评估	根据术中情况，对患者术后发生风险事件或出现死亡的可能性预判	S3	N1	CV05.30.039
HDSC50.01.206	DE05.30.097.00	额外手术损伤	手术对患者造成了额外手术损伤的情况	S2	N1	①没有造成额外手术创伤 ②一定创伤 ③严重的手术创伤

续表

内部标识符	数据元标识符	数据元名称	定义	数据元值的数据类型	标识格式	数据元允许值
HDSC50.01.207	DE05.30.098.00	手术创伤程度	患者术中受到创伤程度的评估	S3	N1	CV05.30.040
HDSC50.01.208	DE05.30.099.00	术后复发风险评估	术后患者发生复发的可能性预测	S2	N1	①预计不会复发；②可能复发；③复发概率高
HDSC50.01.209	DE05.30.100.00	术后转移风险评估	术后患者发生转移的可能性预测	S2	N1	①预计不会转移；②可能转移；③转移概率高
HDSC50.01.210	DE05.30.101.00	术后渗瘘风险评估	术后患者发生吻合口渗瘘或周围感染可能性预测	S2	N1	①不会渗漏；②有渗漏可能；③渗漏可能较大
HDSC50.01.211	DE05.30.102.00	手术难度评估	主刀医生对患者手术总体难度的评估	S3	N1	CV05.30.041
HDSC50.01.212	DE05.30.103.00	手术预后判断	主刀医生对患者手术总体患者预后的评估	S3	N1	CV05.30.042
HDSC50.01.213	DE05.30.104.00	手术质量评估	主刀医生对患者手术质量的总体评估	S3	N1	CV05.30.076
HDSC50.01.214	DE06.00.091.00	再次入院的日期	再次入院的日期	D	D8	
HDSC50.01.215	DE06.00.095.00	再次手术的日期	再次手术的日期	D	D8	

9. 术后评估数据元专用属性

见表3-2-10。

表3-2-10　术后评估数据元专用属性

内部标识符	数据元标识符	数据元名称	定义	数据元值的数据类型	标识格式	数据元允许值
HDSC50.01.216	DE05.30.105.00	手术反应	患者术后的手术创伤反应及炎性反应程度	S3	N1	CV05.30.043
HDSC50.01.217	DE05.30.106.00	体温>37.5℃天数	体温超过37.5℃的天数	N	N3	
HDSC50.01.218	DE05.30.107.00	术后排气天数	患者术后开始出现排气的天数	N	N2	
HDSC50.01.219	DE05.30.108.00	术后疼痛感	患者术后对疼痛反应的类型	S2	N1	①不明显；②有注射镇痛药；③明显疼痛反应连续用镇痛药
HDSC50.01.220	DE05.30.109.00	精神活动状态	患者术后精神状态的类型	S2	N1	①较好；②差；③极差
HDSC50.01.221	DE05.20.011.00	术前出现的主要并发症	患者术前出现与手术相关的主要并发症	S3	AN..50	ICD-10和ICD-9-CM-3手术与操作
HDSC50.01.222	DE05.20.012.00	术中出现的主要并发症	患者术中出现与手术相关的主要并发症	S3	AN..50	iCD-10和ICD-9-CM-3手术与操作
HDSC50.01.223	DE05.20.013.00	术后出现的主要并发症	患者术后出现与手术相关的主要并发症	S3	AN..50	ICD-10和ICD-9-CM-3手术与操作

续表

内部标识符	数据元标识符	数据元名称	定义	数据元值的数据类型	标识格式	数据元允许值
HDSC50.01.224	DE05.20.014.00	术后近期并发症	术后1月内出现与手术相关的并发症	S3	AN..50	iCD-10和ICD-9-CM-3手术与操作
HDSC50.01.225	DE05.20.015.00	术后远期并发症	术后1月后出现与手术相关的并发症	S3	AN..50	ICD-10和ICD-9-CM-3手术与操作
HDSC50.01.226	DE05.30.110.00	术后排便情况	术后首次评估的排便情况	S3	N2	CV05.30.044
HDSC50.01.227	DE05.30.111.00	术后排尿情况	术后首次评估的排尿情况	S3	N2	CV05.30.045
HDSC50.01.228	DE05.30.112.00	术后性功能情况	术后首次评估的性功能情况	S3	N1	CV05.30.046
HDSC50.01.229	DE06.00.096.00	术后肛门功能训练	直肠术后进行肛门功能训练的次数	N	N3	
HDSC50.01.230	DE04.60.001.00	术前血清淀粉样蛋白A值	术前血清淀粉样蛋白A值（计量单位mg/L）	N	N..4	
HDSC50.01.231	DE04.60.001.00	术后血清淀粉样蛋白A值	术后血清淀粉样蛋白A值（计量单位mg/L）	N	N..4	
HDSC50.01.232	DE04.60.001.00	出院前血清淀粉样蛋白A值	出院前血清淀粉样蛋白A值（计量单位mg/L）	N	N..4	
HDSC50.01.233	DE04.60.002.00	术前前白蛋白值	术前前白蛋白值（计量单位mg/l）	N	N..3	

续表

内部标识符	数据元标识符	数据元名称	定义	数据元值的数据类型	标识格式	数据元允许值
HDSC50.01.234	DE04.60.002.00	术后前白蛋白值	术后前白蛋白值（计量单位mg/l）	N	N..3	
HDSC50.01.235	DE04.60.002.00	出院前白蛋白值	出院前白蛋白值（计量单位mg/l）	N	N..3	
HDSC50.01.236	DE04.60.003.00	术前C-反应蛋白值	术前C-反应蛋白值（计量单位mg/L）	N	N..4	
HDSC50.01.237	DE04.60.003.00	术后C-反应蛋白值	术后C-反应蛋白值（计量单位mg/L）	N	N..4	
HDSC50.01.238	DE04.60.003.00	出院前C-反应蛋白值	出院前C-反应蛋白值（计量单位mg/L）	N	N..4	
HDSC50.01.239	DE04.60.004.00	术前肿瘤坏死因子值	术前肿瘤坏死因子值（计量单位mg/L）	N	N..4	
HDSC50.01.240	DE04.60.004.00	术后肿瘤坏死因子值	术后肿瘤坏死因子值（计量单位mg/L）	N	N..4	
HDSC50.01.241	DE04.60.004.00	出院前肿瘤坏死因子值	出院前肿瘤坏死因子值（计量单位mg/L）	N	N..4	
HDSC50.01.242	DE04.60.005.00	术前白细胞介素-6值	术前白细胞介素-6值（计量单位mg/L）	N	N..3	

续表

内部标识符	数据元标识符	数据元名称	定义	数据元值的数据类型	标识格式	数据元允许值
HDSC50.01.243	DE04.60.005.00	术后白细胞介素-6值	术后白细胞介素-6值（计量单位mg/L）	N	N..3	
HDSC50.01.244	DE04.60.005.00	出院前白细胞介素-6值	出院前白细胞介素-6值（计量单位mg/L）	N	N..3	

10. 肿瘤评估数据元专用属性

见表3-2-11。

表3-2-11 肿瘤评估数据元专用属性

内部标识符	数据元标识符	数据元名称	定义	数据元值的数据类型	标识格式	数据元允许值
HDSC50.01.245	DE05.30.112.00	肿瘤部位	原发病灶在腹腔内的具体部位	S3	N2	CV05.30.047
HDSC50.01.246	DE05.30.113.00	缘距	原发病灶下缘距肛齿状线距离	N	N4.5, 2	
HDSC50.01.247	DE05.30.114.00	肿瘤形态分类	原发病灶肿瘤病理形态的分类编码	S3	AN..7	ICD-O
HDSC50.01.248	DE05.30.115.00	肿瘤长短径	直径×直径	AN	AN..15	

续表

内部标识符	数据元标识符	数据元名称	定义	数据元值的数据类型	标识格式	数据元允许值
HDSC50.01.249	DE05.30.116.00	肿瘤方位	原发病灶在肠腔内的方位分类	S2	N1	CV05.30.048
HDSC50.01.250	DE05.30.117.00	肿瘤发生性质类型	原发病灶的肿瘤发生特点类型在特定编码体系中的代码	S3	N1	CV05.30.049
HDSC50.01.251	DE05.30.118.00	肿瘤分化程度	原发病灶的肿瘤分化程度在特定编码体系中的代码	S3	N1	CV05.30.050
HDSC50.01.252	DE05.30.119.00	肿瘤病理性质	原发病灶的肿瘤病理性质	S3	N2	CV05.30.051
HDSC50.01.253	DE05.30.120.00	恶性肠梗阻程度	原发病灶伴有肿瘤性机械性肠梗阻的程度	S3	N1	CV05.30.052
HDSC50.01.254	DE05.30.121.00	肠套叠类型	原发病灶伴有肿瘤所致肠套叠的类型	S3	N1	CV05.30.053
HDSC50.01.255	DE05.30.122.00	癌性穿孔程度	原发病灶伴有肿瘤所致肠穿孔的程度	S3	N1	CV05.30.054
HDSC50.01.256	DE05.30.123.00	癌性疼痛程度	原发病灶或转移病灶导致患者主观感受疼痛的程度	S2	N1	①无；②有，可忍受；③严重
HDSC50.01.257	DE05.30.124.00	癌性水肿程度	原发病灶临近区域出现肠道水肿的程度	S3	N1	CV05.30.055

续表

内部标识符	数据元标识符	数据元名称	定义	数据元值的数据类型	标识格式	数据元允许值
HDSC50.01.258	DE05.30.125.00	癌性出血程度	原发病灶导致消化道出血的程度	S3	N1	CV05.30.056
HDSC50.01.259	DE05.30.126.00	其他肿瘤并发症	除梗阻、套叠、穿孔、疼痛、水肿和出血以外，其他肿瘤并发症的描述	S1	AN..50	
HDSC50.01.260	DE05.30.127.00	术中分期	由主刀医生根据术中临床表现对患者的肿瘤进行分期	S3	N2	CV05.30.057
HDSC50.01.261	DE05.30.128.00	术中分期评估结果准确性	术中分期评估结果与病理分期（仅针对TN分期）的符合度	S3	N1	CV05.30.058
HDSC50.01.262	DE05.30.129.00	结合临床、病理和影像的CPI综合分期	结合临床、病理和影像综合评估所获得的肿瘤分期	S3	N2	CV05.30.059
HDSC50.01.263	DE05.30.130.00	CPI综合分期风险等级	结合临床、病理和影像综合评估获得的肿瘤分期以外风险因素类型	S3	N2	CV05.30.060
HDSC50.01.264	DE05.30.131.00	TNM分期	按照第八版AJCC-TNM分期划分的总分期类型	S3	N2	CV05.30.024
HDSC50.01.265	DE05.30.132.00	原发肿瘤病理T分期	病理评估的原发病灶T分期	S3	N1	CV05.30.025

续表

内部标识符	数据元标识符	数据元名称	定义	数据元值的数据类型	标识格式	数据元允许值
HDSC50.01.266	DE05.30.133.00	原发肿瘤临床T分期	临床评估的原发病灶T分期	S3	N1	CV05.30.025
HDSC50.01.267	DE05.30.134.00	原发肿瘤影像T分期	影像评估的原发病灶T分期	S3	N1	CV05.30.025
HDSC50.01.268	DE05.30.135.00	肿瘤细胞是否对神经有侵犯情况	肿瘤侵犯神经的情况分类	S2	N1	①有；②无
HDSC50.01.269	DE05.30.136.00	肿瘤细胞侵犯神经名称	有神经侵犯的时候，具体受累的神经名称	S3	N1	CV05.30.061
HDSC50.01.270	DE05.30.137.00	肿瘤细胞是否对肛门侵犯情况	病理学评估下，原发病灶及肛管及邻近组织/器官的情况	S2	N1	①有；②无
HDSC50.01.271	DE05.30.138.00	肛门侵犯组织名称	有肛管及邻近组织/器官受累时，具体受累的部位	S3	AN..5	ICD-O-3的解剖部位编码
HDSC50.01.272	DE05.30.139.00	临床判断肛管有无受累	临床评估下，原发病灶及邻近组织/器官的情况	S2	N1	①有；②无
HDSC50.01.273	DE05.30.140.00	肛门临床评估结果	有肛管及邻近组织/器官受累时，具体受累的器官名称	S3	AN..7	ICD-O
HDSC50.01.274	DE05.30.141.00	临床判断肛管有无受累	影像评估下，原发病灶及邻近组织/器官的情况	S2	N1	①有；②无

续表

内部标识符	数据元标识符	数据元名称	定义	数据元值的数据类型	标识格式	数据元允许值
HDSC50.01.275	DE05.30.142.00	肛门影像评估结果	有肛管及邻近组织/器官受累时，具体受累的部位名称	S3	AN..7	ICD-0
HDSC50.01.276	DE05.30.143.00	结直肠系膜病理评估结果	病理评估下，原发病灶对邻近系膜侵犯的情况	S2	N1	①有；②无
HDSC50.01.277	DE05.30.144.00	结直肠系膜组织侵犯距离	病理评估下，原发病灶累及肠周系膜深度，以毫米为单位	N	N2	
HDSC50.01.278	DE05.30.145.00	临床观察系膜有无受累	临床评估下，原发病灶对邻近系膜侵犯的情况	S2	N1	①有；②无
HDSC50.01.279	DE05.30.146.00	文字补充描述受累情况	文字补充描述受累情况	S1	AN..200	
HDSC50.01.280	DE05.30.147.00	肿瘤细胞是否对结直肠系膜有侵犯	影像评估下，原发病灶对邻近系膜侵犯的情况	S2	N1	①有；②无
HDSC50.01.281	DE05.30.148.00	文字补充描述侵犯情况	文字补充描述侵犯情况	S1	AN..200	
HDSC50.01.282	DE05.30.149.00	区域淋巴结病理N分期	按照AJCC-TNM分期中N分期的类型	S3	N1	CV05.30.026
HDSC50.01.283	DE05.30.150.00	区域淋巴结临床N分期	临床评估的原发病灶N分期类型	S3	N1	CV05.30.026

续表

内部标识符	数据元标识符	数据元名称	定义	数据元值的数据类型	标识格式	数据元允许值
HDSC50.01.284	DE05.30.151.00	区域淋巴结影像N分期	影像评估的原发病灶N分期的类型	S3	N1	CV05.30.026
HDSC50.01.285	DE04.60.006.00	送检淋巴结数量（单位个）	病理评估中，区域送检淋巴结数量	N	N3	
HDSC50.01.286	DE04.60.007.00	淋巴结阳性数（单位个）	病理评估中，区域送检淋巴结中阳性淋巴结数量	N	N3	
HDSC50.01.287	DE04.60.008.00	癌结节数量	肠周系膜内独立癌结节病灶的数量	N	N3	
HDSC50.01.288	DE05.30.152.00	远处转移分期	按照AJCC-TNM分期中M分期的类型	S3	N1	①Mx.；②M0.；③M1.
HDSC50.01.289	DE05.30.153.00	远处转移部位	远处转移部位的名称	S3	AN..7	ICD-0
HDSC50.01.290	DE05.30.154.00	远端转移临床分期	临床评估的远处转移分期类型	S3	N1	CV05.30.062
HDSC50.01.291	DE05.30.155.00	远端转移临床评估说明	远处转移临床评估说明	S3	N1	CV05.30.063
HDSC50.01.292	DE05.30.156.00	肿瘤旁黏膜异常情况	病理评估的肿瘤旁黏膜存在异常情况	S2	N1	①有；②无
HDSC50.01.293	DE05.30.157.00	肿瘤旁黏膜异常情况	若肿瘤旁黏膜存在异常，涉及某种疾病时，说明疾病的名称	S1	AN..50	

续表

内部标识符	数据元标识符	数据元名称	定义	数据元值的数据类型	标识格式	数据元允许值
HDSC50.01.294	DE05.30.158.00	癌栓危险程度	病理评估的存在癌栓或血管／淋巴管直接侵犯情况的危险程度	S3	N1	CV05.30.064
HDSC50.01.295	DE05.30.159.00	肿瘤周围组织血管病理评估结果	病理评估肿瘤周围血管受累情况	S2	N1	①未受累；②受累
HDSC50.01.296	DE05.30.160.00	肿瘤周围组织血管临床评估结果	病理评估的肿瘤周围血管受累的类型	S2	N1	①未见异常；②盆腔骶前或肠管周围系膜血管明显广泛充血，静脉曲张，血管增多；③盆腔及周围组织或肠管血管瘤样扩张
HDSC50.01.297	DE05.30.161.00	肿瘤周围组织血管影像评估结果	影像评估的肿瘤周围组织血管密度改变情况	S2	N1	①未见血管密度改变；②提示血管密度增加
HDSC50.01.298	DE05.30.162.00	术中癌性沾染程度	手术过程中癌性沾染程度	S3	N1	CV05.30.065
HDSC50.01.299	DE05.30.163.00	高危因素评估结果	在综合临床、病理、影像等评估手段下，患者肿瘤相关的高风险因素级别划分	S2	N1	①一级高危因素②二级高危因素③三级高危因素

续表

内部标识符	数据元标识符	数据元名称	定义	数据元的数值的数据类型	标识格式	数据元允许值
HDSC50.01.300	DE04.60.009.00	初期癌胚抗原CEA的值	新辅助治疗前或首诊入院评估时的血清中癌胚抗原的浓度的测量值，计量单位为μg/L	N	N..4,1	
HDSC50.01.301	DE04.60.009.00	新辅助治疗后癌胚抗原CEA的值	新辅助治疗后血清中癌胚抗原的浓度的测量值，计量单位为μg/L	N	N..4,1	
HDSC50.01.302	DE04.60.009.00	手术后CEA的值	手术后第一次检查时血清中癌胚抗原的浓度的测量值，计量单位为μg/L	N	N..4,1	
HDSC50.01.303	DE04.60.009.00	特指每次随访中的癌胚抗原CEA的值	随访行为发生时的血清中癌胚抗原的浓度的测量值，计量单位为μg/L	N	N..4,1	
HDSC50.01.304	DE04.60.010.00	新辅前CA-199值	新辅助治疗前或首诊入院评估时的血清中糖类抗原CA-199的浓度的测量值，计量单位为U/mL	N	N..4,1	
HDSC50.01.305	DE04.60.010.00	新辅后CA-199值	新辅助治疗后血清中糖类抗原199的浓度的测量值，计量单位为U/mL	N	N..4,1	
HDSC50.01.306	DE04.60.010.00	术后第一次CA-199值	手术后第一次检查时血清中糖类抗原199的浓度的测量值，计量单位为U/mL	N	N..4,1	

续表

内部标识符	数据元标识符	数据元名称	定义	数据元值的数据类型	标识格式	数据元允许值
HDSC50.01.307	DE04.60.011.00	患者CA72-4值	患者CA72-4值，计量单位U/mL	N	N.4,1	
HDSC50.01.308	DE04.60.012.00	糖类抗原CA-125值	糖类抗原CA-125值，计量单位U/mL	N	N.4,2	
HDSC50.01.309	DE04.60.013.00	新辅前纤维蛋白原值	新辅助治疗前或首诊入院评估时的纤维蛋白原浓度的测量值，计量单位μg/L	N	N.4,2	
HDSC50.01.310	DE04.60.013.00	新辅后纤维蛋白原值	新辅助治疗后纤维蛋白原浓度的测量值，计量单位μg/L	N	N.4,2	
HDSC50.01.311	DE04.60.013.00	术后第一次纤维蛋白原值	手术后第一次检查时纤维蛋白原浓度首次的测量值，计量单位μg/L	N	N.4,2	
HDSC50.01.312	DE04.60.014.00	前列腺特异抗原值	前列腺特异抗原值，计量单位ng/mL	N	N.4,2	
HDSC50.01.313	DE04.60.015.00	甲胎蛋白值	甲胎蛋白值，计量单位ng/mL	N	N.4,2	
HDSC50.01.314	DE04.60.016.00	细胞角蛋白19片段值	细胞角蛋白19片段值，计量单位ng/mL	N	N.4,2	
HDSC50.01.315	DE04.60.017.00	神经元特异性烯醇化酶值	神经元特异性烯醇化酶值，计量单位U/mL	N	N.4,2	

续表

内部标识符	数据元标识符	数据元名称	定义	数据元值的数据类型	标识格式	数据元允许值
HDSC50.01.316	DE05.30.164.00	肿瘤标志物阳性类别	综合评估多种肿瘤标志物呈现不同阳性特点的类别划分	S3	N2	CV05.30.066
HDSC50.01.317	DE05.30.165.00	首次异动情况	患者术后随访期间，首次出现临床、影像等异常情况的情况分类	S3	N1	CV05.30.067
HDSC50.01.318	DE05.30.166.00	术后首次异动日期	患者术后随访期间，首次出现临床、影像等异常情况的公元纪年日期	D	D8	
HDSC50.01.319	DE05.30.167.00	肿瘤转移确定日期	患者术后随访期间，确定出现肿瘤转移/复发的公元纪年日期	D	D8	
HDSC50.01.320	DE06.00.095.00	再次手术日期	患者术后随访期间，由于肿瘤复发转移而再次手术的公元纪年日期	D	D8	
HDSC50.01.321	DE05.30.168.00	肿瘤转移复发类型	患者术后随访期间，出现肿瘤转移复发的类型	S3	N1	CV05.30.068
HDSC50.01.322	DE05.30.169.00	肿瘤转移与原发肿瘤时间关系	患者术后随访期间评估，肿瘤转移病灶与原发肿瘤的时间关系	S2	N1	①疑似同时性；②确认同时性；③异时性
HDSC50.01.323	DE05.30.170.00	肿瘤转移复发部位评估结果	肿瘤转移/复发病灶的临床、影像表现类型	S3	N1	CV05.30.069

续表

内部标识符	数据元标识符	数据元名称	定义	数据元值的数据类型	标识格式	数据元允许值
HDSC50.01.324	DE05.30.171.00	肿瘤转移复发手术切除评估	肿瘤转移/复发病灶的可切除状态的类型	S3	N1	CV05.30.070
HDSC50.01.325	DE05.30.172.00	肿瘤转移复发是否推荐手术	医生向出现肿瘤转移/复发的患者推荐手术的情况	S2	N1	①推荐；②不推荐
HDSC50.01.326	DE05.30.173.00	患者对转移复发手术的类型	肿瘤转移/复发的患者接受医生推荐转移手术后，采取的治疗方式类型	S3	N1	CV05.30.071

11. 辅助治疗数据元专用属性

见表3-2-12。

表3-2-12　辅助治疗数据元专用属性

内部标识符	数据元标识符	数据元名称	定义	数据元值的数据类型	标识格式	数据元允许值
HDSC50.01.327	DE06.20.045.00	辅助治疗策略	医生为患者制定的辅助治疗策略	S3	N1	CV06.20.024
HDSC50.01.328	DE06.20.046.00	化疗治疗指标	患者选择辅助化疗的必要性划分	S3	N1	CV06.20.026
HDSC50.01.329	DE05.30.174.00	患者化疗接受程度	患者选择接受辅助化疗的情况	S2	N1	①不接受化疗 ②接受化疗

续表

内部标识符	数据元标识符	数据元名称	定义	数据元值的数据类型	标识格式	数据元允许值
HDSC50.01.330	DE05.30.175.00	患者化疗疗程数量	患者接受辅助化疗的周期数	N	N2	
HDSC50.01.331	DE05.30.176.00	化疗毒性类型	患者在辅助化疗中遇到化疗相关不良反应的情况	S2	N1	①无毒性 ②有毒性
HDSC50.01.332	DE05.30.177.00	辅助治疗效果评价	辅助化疗完成后对治疗效果的评价	S3	N1	CV05.30.072
HDSC50.01.333	DE05.30.178.00	辅助化疗治疗是否规范	辅助化疗的方案按照规范或指南进行的情况	S2	N1	①规范；②不规范
HDSC50.01.334	DE06.20.047.00	口服靶向药物标志	新辅助或辅助治疗中选择口服靶向药物的情况	S2	N1	①未使用；②使用
HDSC50.01.335	DE06.20.048.00	口服靶向药物标志名称	若在新辅助或辅助治疗中运用了口服药物名，具体药物的名称	S1	AN..100	
HDSC50.01.336	DE06.20.049.00	口服靶向药物使用时机	若有药物名，具体使用的时机情况	S2	N1	①术前；②术后
HDSC50.01.337	DE06.20.050.00	静脉靶向药物	新辅助或辅助治疗中选择静脉靶向药物的情况	S2	N1	①未使用；②使用
HDSC50.01.338	DE06.20.051.00	静脉靶向药物名称	若在新辅助或辅助治疗中运用了静脉靶向药物，具体药物的名称	S1	AN..100	

续表

内部标识符	数据元标识符	数据元名称	定义	数据元值的数据类型	标识格式	数据元允许值
HDSC50.01.339	DE06.20.052.00	静脉靶向药物使用时机	若有药物名，具体使用的时机情况	S2	N1	①术前；②术后
HDSC50.01.340	DE06.20.053.00	口服化疗药物治疗	辅助治疗中选择口服化疗药物的类型	S3	N1	CV06.20.027
HDSC50.01.341	DE06.20.054.00	口服化疗药物的月份数	辅助治疗中口服化疗药物累积使用的月份数	N	N2	
HDSC50.01.342	DE06.20.055.00	患者放疗推荐程度	患者选择辅助放疗的必要性划分	S3	N1	CV06.20.028
HDSC50.01.343	DE06.20.056.00	是否推荐放射治疗	医生向患者推荐辅助放疗的情况	S2	N1	①未推荐 ②已推荐
HDSC50.01.344	DE05.30.179.00	患者放射治疗接受程度	患者选择接受辅助放疗的情况类型	S2	N1	①接受；②拒绝
HDSC50.01.345	DE05.30.180.00	辅助治疗副作用	患者在辅助放疗中遇到治疗相关不良反应的情况	S1	AN..50	
HDSC50.01.346	DE05.30.181.00	辅助放疗效果评价	辅助放疗完成后对治疗效果的评价	S3	N1	CV05.30.073
HDSC50.01.347	DE06.20.057.00	术后治疗关注重点	患者术后治疗关注重点	S1	AN..100	
HDSC50.01.348	DE06.20.058.00	目前治疗关注重点	患者随访时对近期内需要关注重点	S2	N1	①接受；②不接受

12. 随访信息数据元专用属性

见表3-2-13。

表3-2-13　随访信息数据元专用属性

内部标识符	数据元标识符	数据元名称	定义	数据元的数值的数据类型	标识格式	数据元允许值
HDSC50.01.349	DE06.20.059.00	随访策略	医生对患者实行随访的策略描述	S1	AN..1000	
HDSC50.01.350	DE06.20.060.00	随访关注点	医生对患者术后随访中重点关注的问题详细描述	S1	AN..1000	
HDSC50.01.351	DE06.20.061.00	随访关注重点	医生对患者随访现阶段重点关注的问题详细描述	S1	AN..1000	
HDSC50.01.352	DE06.20.062.00	随访计划	医生对患者下一步随访计划类型	S3	N1	CV06.20.029
HDSC50.01.353	DE06.20.063.00	最近一次分门诊随访的主动方	患者进行随访的主动方式类型	S2	N1	①主动 ②被动
HDSC50.01.354	DE06.20.064.00	最近一次非门诊的随访日期	患者最近一次随访的日期	D	D8	
HDSC50.01.355	DE06.20.065.00	最近一次非门诊随访方式	患者最近一次随访的方式类型	S3	N1	CV06.20.030
HDSC50.01.356	DE06.20.065.00	现阶段随访患者具体情况	患者现阶段随访的具体情况	S1	AN..1000	

续表

内部标识符	数据元标识符	数据元名称	定义	数据元值的数据类型	标识格式	数据元允许值
HDSC50.01.357	DE06.20.066.00	患者第一年门诊随访次数	患者第一年门诊随访次数	N	N2	
HDSC50.01.358	DE06.20.066.00	患者第二年门诊随访次数	患者第二年门诊随访次数	N	N2	
HDSC50.01.359	DE06.20.066.00	患者第三年门诊随访次数	患者第三年门诊随访次数	N	N2	
HDSC50.01.360	DE06.20.066.00	患者第四年门诊随访次数	患者第四年门诊随访次数	N	N2	
HDSC50.01.361	DE06.20.066.00	患者第五年门诊随访次数	患者第五年门诊随访次数	N	N2	
HDSC50.01.362	DE06.20.066.00	患者第六年门诊随访次数	患者五年以上门诊随访次数	N	N2	
HDSC50.01.363	DE06.20.066.00	随访次数	患者随访次数合计	N	N2	
HDSC50.01.364	DE05.30.182.00	随访异常体征	单次随访时，患者异常体征或肿瘤异常变化类型	S2	N1	①无；②其他症状；③肿瘤相关异常症状
HDSC50.01.365	DE05.20.016.00	随访诊断	若为有时，追加临床症状诊断ICD-10	S3	AN..11	ICD-10

续表

内部标识符	数据元标识符	数据元名称	定义	数据元值的数据类型	标识格式	数据元允许值
HDSC50.01.366	DE06.20.067.00	随访补充信息	随访时对患者的相关信息进行补充	S1	AN..100	
HDSC50.01.367	DE06.20.068.00	随访影像学检查有无异常	单次随访时，影像学检查的情况	S2	N1	①无；②有
HDSC50.01.368	DE05.30.183.00	本次随访的影像学检查结果对肿瘤复发转移的判断	单次随访时，对影像学检查结果的肿瘤学状态判断分类	S2	N1	①正常；②可疑；③确定
HDSC50.01.369	DE05.30.184.00	随访影像检查异常描述	对患者影像学检查异常情况的详细描述	S1	AN..100	
HDSC50.01.370	DE05.30.185.00	每一个随访点生存状态	单次随访时，患者生存状态的判断分类	S3	N1	CV05.30.074
HDSC50.01.371	DE06.20.069.00	随访选择的治疗方案	单次随访时，患者接受治疗方案	S1	AN..1000	
HDSC50.01.372	DE06.20.070.00	终止随访的日期	患者接受随访评估的最终时间点，可等于"最近随访日"也可等于生存终点"死亡"	DT	DT15	
HDSC50.01.373	DE05.30.186.00	患者生存状态	随访终期为节点，患者生存状态分类	S3	N1	CV05.30.075

结直肠癌数据集数据元值域代码

1. 审核结果代码

见表3-3-1。

表3-3-1　CV09.20.001审核结果代码

值	说明
1	手术数据齐全
2	住院数据齐全
3	住院数据、术后治疗、随访计划数据齐全
4	住院数据、术后治疗、随访计划数据、随访过程数据齐全
5	满5年或死亡截止日期的所有完整全流程记录及数据分析

2. 性别代码

见表3-3-2。

表3-3-2　GB/T2261.1-2003性别代码

值	说明
0	未知的性别
1	男
2	女
9	未说明的性别

3. 血型代码

见表3-3-3。

表3-3-3　CV04.50.005 血型代码

值	说明
1	A型
2	B型
3	O型
4	AB型
9	不详

4. 学历代码

见表3-3-4。

表3-3-4　GB4658-2006学历代码

值	说明
1	研究生
2	大学本科
3	大学专科及专科学校
4	中专及中技
5	技工学校
6	高中
7	初中及以下

5. 职业类别代码

见表3-3-5。

表3-3-5　GB/T2261.4-2003职业类别代码

值	说明
11	国家公务员
13	专业技术人员

续表

值	说明
17	职员
21	企业管理人员
24	工人
27	农民
31	学生
37	现役军人
51	自由职业者
54	个人经营者
70	无业人员
80	退（离）休人员
90	其他

6. 血缘关系代码

见表3-3-6。

表3-3-6　CV02.01.201血缘关系代码

值	说明
1	妻子
2	丈夫
3	儿子
4	女儿
5	媳妇
6	女婿
7	兄弟
8	姐妹
9	父亲
10	母亲

值	说明
11	叔叔
12	舅舅
13	朋友
14	其他亲戚

7. 总体方案代码

见表3-3-7。

表3-3-7　CV06.20.001总体方案代码

值	说明
1	常规流程
2	个体流程
3	加强流程
4	快速流程
5	传统流程

8. 医疗费用来源类别代码

见表3-3-8。

表3-3-8　CV07.10.003医疗费用来源类别代码

值	说明
1	城镇职工基本医疗保险
2	城镇居民基本医疗保险
3	新型农村合作医疗
4	公务员医疗补助
5	企业补充医疗保险
6	大额补充医疗保险
7	商业医疗保险
99	其他

9. 新辅助治疗类型评估代码
见表3-3-9。

表3-3-9 CV06.20.002新辅助治疗类型评估代码

值	说明
1	不该做新辅助化疗
2	不该做新辅助放疗
3	不该做新辅助放化疗
4	不该手术（适合姑息治疗）

10. 新辅助治疗方案评估代码
见表3-3-10。

表3-3-10 CV06.20.003新辅助治疗方案评估代码

值	说明
1	诊断后及时手术，正确策略
2	该做2~3周期短周期的弱新辅化疗
3	该做4~6周期长周期新辅化疗
4	该做新辅放疗+化疗
5	该做支架解除梗阻加新辅治疗

11. 新辅助治疗依从性代码
见表3-3-11。

表3-3-11 CV06.20.004新辅助治疗依从性代码

值	说明
1	逃避
2	消极
3	一般
4	配合
5	过度
6	自主

12. 新辅助化疗方案代码

见表3-3-12。

表3-3-12 CV06.20.005新辅助化疗方案代码

值	说明
1	Fr
2	Fo
3	FoA
4	FrA
5	xelox
6	folfox
7	folfiri
8	xefiri
9	foloxiri

13. 新辅助治疗化疗周期代码

见表3-3-13。

表3-3-13 CV06.20.006新辅助治疗化疗周期代码

值	说明
1	短期新辅助
2	单周期新辅助
3	双周期新辅助
4	三周期新辅助
5	四周期新辅助
6	五周期新辅助
7	六周期新辅助

14. 新辅助治疗后癌症标志物变化情况代码

见表3-3-14。

表3-3-14 CV06.20.007新辅助治疗后癌症标志物变化情况代码

值	说明
1	正常
2	降低
3	无变化
4	小降
5	不确定

15. 新辅助治疗后肿瘤相关症状变化情况代码

见表3-3-15。

表3-3-15 CV06.20.008新辅助治疗后肿瘤相关症状变化情况代码

值	说明
1	明显缓解
2	缓解
3	减轻
4	无变化
5	不确定

16. 新辅助治疗后原发病灶大体标本变化代码

见表3-3-16。

表3-3-16 CV06.20.009新辅助治疗后原发病灶大体标本变化代码

值	说明
1	CCR
2	PR
3	SD

值	说明
4	PD
5	不确定

17. 新辅助治疗后转移病灶大体标本变化代码

见表3-3-17。

表3-3-17　CV06.20.010新辅助治疗后转移病灶大体标本变化代码

值	说明
1	CCR
2	PR
3	SD
4	PD
5	不确定

18. 新辅助治疗后原发肿瘤影像学检查变化情况代码

见表3-3-18。

表3-3-18　CV06.20.011新辅助治疗后原发肿瘤影像学检查变化情况代码

值	说明
1	ICR
2	PR
3	SD
4	PD
5	不确定

19. 新辅助治疗后转移肿瘤影像学检查变化情况代码
见表3-3-19。

表3-3-19 CV06.20.012新辅助治疗后转移肿瘤影像学检查变化情况代码

值	说明
1	ICR
2	PR
3	SD
4	PD
5	不确定

20. 病理学肿瘤消退分级代码
见表3-3-20。

表3-3-20 CV06.20.013病理学肿瘤消退分级代码

值	说明
1	TRG0
2	TRG1
3	TRG2
4	TRG3

21. 肝脏结节性质代码
见表3-3-21。

表3-3-21 CV05.30.001肝脏结节性质代码

值	说明
1	不除外转移
2	高疑转移
3	多发高疑转移
4	良性改变
5	囊肿

22. 肝脏结节描述代码

见表3-3-22。

表3-3-22　CV05.30.002肝脏结节描述代码

值	说明
1	性质待定的肝结节
2	肝囊肿
3	肝钙化结节
4	肝血管瘤

23. 肝脏功能分级代码

见表3-3-23。

表3-3-23　CV05.30.003肝脏功能分级代码

值	说明
1	正常
2	酶学指标或脂代谢指标异常
3	胆红素指标异常
4	肝功能不全

24. 肾脏结节类型代码

见表3-3-24。

表3-3-24　CV05.30.004肾脏结节类型代码

值	说明
1	肾转移癌
2	肾囊肿
3	肾钙化灶
4	其他未定型的肾结节

25. 肾功能检查结果评估代码

见表3-3-25。

表3-3-25 CV05.30.005肾功能检查结果评估代码

值	说明
1	各项指标正常
2	指标异常
3	有肌酐尿素氮指标异常
4	肾功能不全

26. 肾功衰分期代码

见表3-3-26。

表3-3-26 CV05.30.006肾功衰分期代码

值	说明
1	1 期
2	2 期
3	3 期
4	4 期
5	5 期

27. 男性生殖系统合并症代码

见表3-3-27。

表3-3-27 CV05.30.0076男性生殖系统合并症代码

值	说明
1	前列腺增生
2	前列腺肥大
3	前列腺钙化灶
4	前列腺纤维灶
5	前列腺重度增生/肥大或PSA阳性

28. 女性生殖系统合并症代码

见表3-3-28。

表3-3-28　CV05.30.008女性生殖系统合并症代码

值	说明
1	子宫肌瘤
2	卵巢附件病灶
3	阴道等肌瘤囊肿

29. 糖尿病对患者影响程度评估代码

见表3-3-29。

表3-3-29　CV05.30.009糖尿病对患者影响程度评估代码

值	说明
1	无
2	有
3	严重
4	曾产生相关并发症
5	无确诊病史，入院手术后或手术后指标增高或波动

30. 高血压评估代码

见表3-3-30。

表3-3-30　CV05.30.010高血压评估代码

值	说明
1	无
2	有
3	严重
4	曾产生相关并发症
5	无确诊病史，入院手术后或手术后指标增高或波动

31. 颅脑疾病类型代码

见表3-3-31。

表3-3-31 CV05.30.011颅脑疾病类型代码

值	说明
1	无明显异常
2	缺血灶、缺梗灶、软化灶、脑萎缩、脑室腔梗、脱髓鞘、多发缺梗灶等
3	脑部异常结节，蛛网膜囊肿
4	脑转移

32. 肺炎分级代码

见表3-3-32。

表3-3-32 CV05.30.012肺炎分级代码

值	说明
1	无或少许炎性反应
2	肺部明显炎症
3	有肺大泡、间质性肺炎
4	慢支炎、肺气肿
5	支气管扩张哮喘伴感染
6	重度肺炎肺不张，矽肺

33. 肺部结节影像学表现代码

见表3-3-33。

表3-3-33 CV05.30.013肺部结节影像学表现代码

值	说明
1	未发现
2	多系炎性结节
3	钙化灶、纤维灶
4	接近1cm的磨砂结节，分叶结节

值	说明
5	边缘毛刺
6	毛刺结节等，伴肺指标增高
7	高度怀疑肺转移
8	明显或确诊肺转移

34. 肺功能评估结果代码

见表3-3-34。

表3-3-34　CV05.30.014肺功能评估结果代码

值	说明
1	正常
2	稍受损或基本接近正常
3	轻度受损
4	轻中度受损
5	中度COPD
6	中重度COPD
7	重度COPD
8	极重度COPD

35. 心包积液评估代码

见表3-3-35。

表3-3-35　CV05.30.015心包积液评估代码

值	说明
1	无
2	少量
3	明显，可能需要处理
4	大量需要穿刺

36. 心功能障碍评估结果代码

见表3-3-36。

表3-3-36　CV05.30.016心功能障碍评估结果代码

值	说明
1	临床判断正常
2	超声心动图及冠脉CT造影均正常
3	心肌标记物异常，功能正常
4	功能降低+心肌标记物异常
5	慢性心衰

37. 患者过敏类型代码

见表3-3-37。

表3-3-37　CV05.30.017患者过敏类型代码

值	说明
1	无
2	抗生素或药类过敏
3	过敏体质
4	麻醉及所有液体严重过敏

38. 体质状态判断代码

见表3-3-38。

表3-3-38　CV05.30.018体质状态判断代码

值	说明
1	一般
2	弱性
3	炎性
4	神经性
5	多病性

39. 患者贫血类型代码

见表3-3-39。

表3-3-39　CV05.30.019患者贫血类型代码

值	说明
1	正常
2	稍低
3	轻度
4	中度
5	重度

40. 蛋白质类指标代码

见表3-3-40。

表3-3-40　CV05.30.020蛋白质类指标代码

值	说明
1	无
2	轻度异常
3	中度异常
4	中度异常

41. Dukes分期代码

见表3-3-41。

表3-3-41　CV05.30.021Dukes分期代码

值	说明
1	A
2	B
3	C
4	D

42. 与病理分期符合度代码

见表3-3-42。

表3-3-42 CV05.30.022与病理分期符合度代码

值	说明
1	准确
2	低估
3	高估
4	不定

43. 结肠镜活检结果代码

见表3-3-43。

表3-3-43 CV05.30.023结肠镜活检结果代码

值	说明
1	腺癌
2	瘤变
3	增生
4	炎性

44. TNM分期代码

见表3-3-44。

表3-3-44 CV05.30.024TNM分期代码

值	说明
1	0期
2	I 期
3	II A期
4	II B期
5	II C期
6	III A期

续表

值	说明
7	ⅢB期
8	ⅢC期
9	ⅣA期
10	ⅣB期
11	ⅣC期

45. T分期代码表

见表3-3-45。

表3-3-45　CV05.30.025T分期代码表

值	说明
1	TX
2	T0
3	Tis
4	T1
5	T2
6	T3
7	T4a
8	T4b

46. N分期代码表

见表3-3-46。

表3-3-46　CV05.30.021N分期代码表

值	说明
1	Nx
2	N0
3	N1a

续表

值	说明
4	N1b
5	N1c
6	N2a
7	N2b

47. 手术风险分类代码

见表3-3-47。

表3-3-47　CV05.30.027手术风险分类代码

值	说明
1	无明确的手术风险状态
2	存在可能影响手术风险的因素，但对于手术和麻醉影响不大
3	内科合并症较多：高龄、高血压、糖尿病、放化疗后、近期大手术术后等
4	手术或麻醉相对禁忌证：可能出现各种手术麻醉或非手术严重并发症；超高龄、冠心病、肾功不全、肝功不良、严重心肺疾病；近期脑梗史心梗史

48. 初诊发现结直肠癌的临床评估手段代码

见表3-3-48。

表3-3-48　CV05.30.028初诊发现结直肠癌的临床评估手段代码

值	说明
1	无
2	发现腹部包块
3	指检异常带血
4	体检发现异常
5	肿瘤家族史

49. 特色手术类型

见表3-3-49。

表3-3-49　CV06.20.014特色手术类型

值	说明
1	极限保肛术
2	困难极限保肛术
3	晚期癌极限保肛术
4	B–T4b盆侧阴道隔侵犯+
5	C–环周阳性CRM+
6	A–肛管侵犯+
7	X–血管侵犯+
8	淋巴转移+
9	J–解剖异常
10	S–手术难度大或极大

50. 手术时机类型代码

见表3-3-50。

表3-3-50　CV06.20.015手术时机类型代码

值	说明
1	发现后及时手术
2	短期新辅助或强化新辅助科研完成后手术
3	治疗2~3个月后手术
4	治疗4~6个月后手术
5	以内科姑息治疗为主，出现并发症后手术

51. 手术名称代码

见表3-3-51。

表3-3-51 CV06.20.016手术名称代码

值	说明
1	HAR–高位前切除术
2	LAR–低位前切除术
3	ULAR–超低位前切除术
4	CAA–结肠肛管吻合术
5	CAAN–结肠肛门吻合术
6	CAAN–n手工新结肛
7	CAAN–t拖出式
8	TAR（经肛局部切除术）
9	RHC/LHC–右/左半结肠切除术
10	URHC/LHC–扩大或超右/左半结肠切除术
11	MHC–横结肠切除术
12	mRHC/LHC–小右/左半切除术即回盲部或升结肠切除两端封闭回肠横结肠侧侧吻合术
13	Hartmann–肿瘤切除远端封闭近端造瘘术
14	S–Hartmann–S–肿瘤切除近远端双封闭+横结肠造口术
15	剖腹探查术
16	结肠手术（未特指）
17	直肠手术（未特指）
18	姑息性短路手术
19	全结肠切除术
20	经骶尾部手术
21	结直肠未定位下的手术
22	经腹肛联合手术

值	说明
23	造口

52. 手术性质类型代码

见表3-3-52。

表3-3-52　CV05.30.028手术性质类型代码

值	说明
1	绝对根治切
2	肉眼完全切除
3	不能确定
4	显微镜下癌残留肉眼癌残留
5	肉眼癌残留
6	肿瘤旷置未切除但又内外引流
7	开关腹部未做任何操作

53. 随访后手术性质类型评估代码

见表3-3-53。

表3-3-53　CV05.30.029随访后手术性质类型评估代码

值	说明
1	绝对根治切
2	肉眼完全切除
3	不能确定
4	显微镜下癌残留肉眼癌残留
5	肉眼癌残留
6	肿瘤旷置未切除但又内外引流
7	仅取活检
8	开关腹部未做任何操作

54. 患者保肛意愿类型代码

见表3-3-54。

表3-3-54 CV05.30.030患者保肛意愿类型代码

值	说明
1	固执
2	积极
3	理解
4	消极
5	保守

55. 患者造口术类型代码

见表3-3-55。

表3-3-55 CV05.30.031患者造口术类型代码

值	说明
1	无
2	横结肠原切口造口术
3	横结肠造口术
4	回肠右造口术
5	两端封闭，近端肠造口术
6	永久性结肠或小肠造口术(miles、Hartmann、探查永久造口术)

56. 术中腹腔污染情况代码

见表3-3-56。

表3-3-56 CV05.30.032术中腹腔污染情况代码

值	说明
1	无
2	轻度污染
3	中度污染
4	重度污染

57. 手术路径类型代码

见表3-3-57。

表3-3-57　CV06.20.017手术路径类型代码

值	说明
1	传统
2	标准
3	微创
4	腔镜
5	经肛门
6	经骶尾
7	经腹肛联合途径切除
8	经腹会阴联合柱状切除

58. 术中扩大切除代码

见表3-3-58。

表3-3-58　CV06.20.018术中扩大切除代码

值	说明
1	无
2	小范围
3	中等范围
4	大范围

59. 经括约肌间切除术类型代码

见表3-3-59。

表3-3-59　CV06.20.019经括约肌间切除术类型代码

值	说明
1	ISR-1
2	ISR-2

值	说明
3	ISR-2a
4	ISR-2b
5	ISR-2c
6	ISR-2d
7	ISR-3
8	ISR-3a
9	ISR-3b
10	ISR-3c
11	ISR-4

60. 切割闭合及吻合方式

见表3-3-60。

表3-3-60　CV06.20.020切割闭合及吻合方式

值	说明
1	DST
2	DS-T
3	SST
4	手工吻合
5	Mm-T形大切口侧侧吻合
6	rSST外翻切除
7	rdST外翻闭合
8	ra腹肛联合切除

61. 吻合口形态代码

见表3-3-61。

表3-3-61　CV06.20.021吻合口形态代码

值	说明
1	端端
2	端侧
3	侧侧
4	箭形（纵闭合方式）
5	J形贮袋
6	横形贮袋

62. 吻合口缝合加固代码

见表3-3-62。

表3-3-62　CV06.20.022吻合口缝合加固代码

值	说明
1	未能加固
2	两侧方部分加固缝合
3	完全一圈加固缝合
4	手工吻合加固
5	经肛内加固缝合

63. 放置防粘连材料情况代码

见表3-3-63。

表3-3-63　CV06.20.023放置防粘连材料情况代码

值	说明
1	未放置
2	有放置防粘连膜
3	有放置防粘连液
4	有放置防粘连胶

64. 盆腹膜修复代码

见表3-3-64。

表3-3-64　CV06.20.024盆腹膜修复代码

值	说明
1	未封闭
2	单侧部分封闭
3	双侧完全封闭
4	盆底封闭（Miles及HARTMANN术）
5	盆腔腹膜重建
6	生物材料盆底重建

65. 术中解剖异常程度代码

见表3-3-65。

表3-3-65　CV05.30.033术中解剖异常程度代码

值	说明
1	正常或基本正常
2	轻中度异常
3	中度明显异常
4	重度异常
5	极重度异常

66. 术中异常程度代码

见表3-3-66。

表3-3-66　CV05.30.034术中异常程度代码

值	说明
1	正常
2	轻度
3	中度

值	说明
4	重度
5	极重度

67. 术中结直肠系膜异常程度代码

见表3-3-67。

表3-3-67　CV05.30.035术中结直肠系膜异常程度代码

值	说明
1	正常或基本正常
2	结直肠系膜肥厚
3	系膜痉挛、短小、固定
4	系膜盘曲粘连、扭转粘连
5	系膜盘曲旋转不良
6	系膜血管弓缺如

68. 术中盆腔相关脏器异常情况代码

见表3-3-68。

表3-3-68　CV05.30.036术中结直肠系膜异常程度代码

值	说明
1	正常或基本正常
2	膀胱、前列腺、精囊腺明显增生肥厚
3	子宫附件肥大或巨大
4	肛管肥厚或挛缩狭窄

69. 术中肠管病理质量代码

见表3-3-69。

表3-3-69　CV05.30.038术中肠管病理质量代码

值	说明
1	基本正常
2	较差
3	差，必须做预防造口
4	极差冲水或吻合后裂开，无法吻合，甚至预防造口也没用必须改道

70. 术后死亡风险评估代码

见表3-3-70。

表3-3-70　CV05.30.039术后死亡风险评估代码

值	说明
1	出现手术直接相关并发症可能性较小
2	可能出现一般手术后常见问题如一过性发热、切口异常、腹部明显疼痛、轻度肠粘连、胃肠功能恢复性问题、轻度肺部感染、尿潴留等
3	可能出现手术相关并发症如术中脏器损伤、术中明显出血、吻合口渗瘘、吻合口裂开、吻合口出血、肛周感染、肠粘连梗阻等
4	可能出现各种手术麻醉或非手术严重并发症
5	为手术特别是麻醉禁忌证，甚至导致在院死亡

71. 手术创伤程度代码

见表3-3-71。

表3-3-71　CV05.30.040手术创伤程度代码

值	说明
1	轻
2	较轻
3	一般
4	较重
5	重创

72. 手术难度代码

见表3-3-72。

表3-3-72 CV05.30.041手术难度代码

值	说明
1	一般
2	较大
3	大
4	极大

73. 手术质量评估

见表3-3-73。

表3-3-73 CV05.30.076手术质量评估

值	说明
1	差
2	较差
3	一般
4	较好
5	好
6	完美

74. 手术预后判断代码

见表3-3-74。

表3-3-74 CV05.30.042手术预后判断代码

值	说明
1	好
2	较好
3	不定

值	说明
4	较差
5	很差

75. 手术反应代码

见表3-3-75。

表3-3-75 CV05.30.043手术反应代码

值	说明
1	很轻
2	较轻
3	一般
4	较重
5	严重

76. 术后排便情况代码

见表3-3-76。

表3-3-76 CV05.30.044术后排便情况代码

值	说明
1	不评价
2	不存在
3	好
4	较好
5	正常
6	较正常
7	一般
8	较差
9	差

值	说明
10	造口
11	临时造口

77. 术后排尿情况评估结果代码

见表3-3-77。

表3-3-77　CV05.30.045术后排尿情况评估结果代码

值	说明
1	不评价
2	好
3	较好
4	正常
5	较正常
6	一般
7	较差
8	差
9	尿潴留
10	尿路感染
11	尿瘘
12	尿道损伤
13	排尿困难
14	再次导尿
15	尿频
16	尿急
17	障碍

78. 术后性功能情况代码

见表3-3-78。

表3-3-78 CV05.30.046术后性功能情况代码

值	说明
1	无性生活
2	正常
3	一般
4	影响
5	差
6	丧失

79. 肿瘤部位代码

见表3-3-79。

表3-3-79 CV05.30.047肿瘤部位代码

值	说明
1	不详
2	直肠吻合口
3	直肠吻合口周围
4	直肠肛管（侵及齿状线上1cm下）
5	肛管
6	直肠超低位（齿状线上1~3cm）
7	直肠低位（腹膜反折下）
8	直肠腹膜反折部（8~10cm）
9	直肠中段（11~15cm）
10	直肠上段（16~19cm）
11	直乙交界部（20~22cm）

值	说明
12	乙状结肠
13	降乙交界部
14	降结肠
15	结肠脾曲
16	横结肠近脾曲
17	横结肠
18	横结肠近肝曲
19	结肠肝曲
20	升结肠
21	回盲部

80. 肿瘤方位代码

见表3-3-80。

表3-3-80　8CV05.30.048肿瘤方位代码

值	说明
1	前壁
2	后壁
3	一圈
4	左侧
5	右侧

81. 肿瘤发生性质类型代码

见表3-3-81。

表3-3-81　CV05.30.049肿瘤发生性质类型代码

值	说明
1	原发性

值	说明
2	复发性
3	再发性
4	多原发性
5	残留性
6	遗留性

82. 肿瘤分化程度代码

见表3-3-82。

表3-3-82　CV05.30.050肿瘤分化程度代码

值	说明
1	高级别瘤变
2	灶性恶变
3	高度分化
4	高中度分化
5	中度分化
6	中低性分化
7	低中性分化
8	低度分化
9	未分化

83. 肿瘤病理性质代码

见表3-3-83。

表3-3-83　CV05.30.051肿瘤病理性质代码

值	说明
1	高级别瘤变

值	说明
2	腺癌
3	黏液腺癌
4	印戒细胞癌
5	鳞状细胞癌
6	平滑肌瘤
7	平滑肌肉瘤
8	恶性黑色素瘤
9	恶性淋巴瘤
10	神经内分泌癌
11	其他

84. 恶性肠梗阻程度代码

见表3-3-84。

表3-3-84　CV05.30.052恶性肠梗阻程度代码

值	说明
1	无
2	潜在梗阻
3	不全梗阻
4	近全梗阻
5	慢性完全性梗阻
6	急性完全性梗阻
7	多节段全肠梗阻

85. 肠叠套类型代码

见表3-3-85。

表3-3-85 CV05.30.053肠叠套类型代码

值	说明
1	无
2	肿瘤部分内套叠致慢性梗阻
3	肿瘤性完全叠套急性肠梗阻
4	肿瘤完全性套叠导致急性梗阻合并肠坏死

86. 癌性穿孔程度代码

见表3-3-86。

表3-3-86 CV05.30.054大肠癌癌性穿孔程度代码

值	说明
1	无
2	癌性穿透
3	癌性穿孔
4	癌性穿瘘
5	癌性模炎

87. 癌性水肿程度代码

见表3-3-87。

表3-3-87 CV05.30.055癌性水肿程度代码

值	说明
1	无
2	轻度
3	中度
4	重度

88. 癌性出血程度代码

见表3-3-88。

表3-3-88　CV05.30.056癌性出血程度代码

值	说明
1	无
2	有明显的癌性出血史每次超过几十毫升
3	反复长期性隐性出血导致中重度贫血
4	大出血史导致休克

89. 术中分期代码

见表3-3-89。

表3-3-89　CV05.30.057术中分期代码

值	说明
1	前期
2	早期
3	早中期
4	中期
5	中后期
6	中晚期
7	偏晚期
8	近晚期
9	晚期
10	极晚期
11	终末期

90. 术中分期评估结果准确性代码

见表3-3-90。

表3-3-90 CV05.30.058术中分期评估结果准确性代码

值	说明
1	准确
2	低估
3	高估
4	不定

91. CPI综合分期代码

见表3-3-91。

表3-3-91 CV05.30.059CPI综合分期代码

值	说明
1	0期（原位癌）
2	Ⅰ期（早期）
3	Ⅱa期（早中期）
4	Ⅱb期（中期）
5	Ⅱc期（中后期）
6	Ⅲa期（中晚期）
7	Ⅲb期（中晚期）
8	Ⅲc期（近晚期）
9	Ⅳa期（晚期）
10	Ⅳb期（极晚期）

92. CPI综合分期风险等级代码

见表3-3-92。

表3-3-92   CV05.30.060CPI综合分期风险等级代码

值	说明
1	一级风险
2	二级风险
3	三级风险
4	四级风险
5	五级风险

93. 肿瘤细胞侵犯神经名称代码

见表3-3-93。

表3-3-93   CV05.30.061肿瘤细胞侵犯神经名称代码

值	说明
1	骶骨神经
2	S100神经纤维阳性
3	神经纤维干分支侵犯
4	自主神经主干侵犯
5	多灶神经侵犯

94. 远端转移临床评估分类代码

见表3-3-94。

表3-3-94   CV05.30.062远端转移临床评估分类代码

值	说明
1	不能切除
2	术中临床估计能1期或2期切除
3	术中临床估计有潜在切除可能性

值	说明
4	CEA等超高术后降低不明显，检查未发现脏器转移
5	腹主动脉或肠系膜下动脉根部块状融合性淋巴结转移，包括直肠肛管癌腹股沟淋巴结、髂血管区域淋巴结不能清除者

95. 远端转移临床评估说明代码

见表3-3-95。

表3-3-95　CV05.30.063远端转移临床评估说明代码

值	说明
1	一个器官加腹膜种植转移、一个器官加某个部位、器官部位腹膜三者任意组合、多器官多部位腹膜广泛均归于M1b
2	非区域淋巴结理解为如锁骨上淋巴结、纵隔淋巴结、肝门脾门淋巴结，直肠肛管癌腹股沟淋巴结、髂血管区域淋巴结能清除者不算
3	器官还应包括脑、骨、骶骨、肾、肾上腺、脾等(注明部位)
4	源于直肠癌的大网膜种植结节属于腹膜转移类
5	肿瘤周围腹膜区域性散在种植灶或块状种植灶属于M1b
6	癌性穿孔破溃内瘘或与周围脏器侵犯术中游离癌性沾染
7	Mx-影像学不能确定性质，如肝多发囊肿或多发肺炎性结节，部分可疑结节待排，如肺结节、肝脏结节、肾结节、肾上腺结节或增粗、肾上腺结节、脾结节，术后需密切观察变化

96. 癌栓危险程度代码

见表3-3-96。

表3-3-96　CV05.30.064癌栓危险程度代码

值	说明
1	无癌栓
2	查见脉管或淋巴管癌栓或内外侵犯
3	合并淋巴管和血管侵犯或癌栓
4	多处、广泛、大量癌栓
5	门静脉癌栓、肠系膜下静脉癌栓等大动脉大静脉系膜癌栓

97. 术中癌性沾染程度代码

见表3-3-97。

表3-3-97　CV05.30.065术中癌性沾染程度代码

值	说明
1	无
2	轻度
3	中度
4	重度

98. 肿瘤标志物阳性类别代码

见表3-3-98。

表3-3-98　CV05.30.066肿瘤标志物阳性类别代码

值	说明
1	所有均为正常值下
2	仅癌胚抗原值增高
3	癌胚抗原值正常糖类抗原增高
4	癌胚抗原和糖类抗原增高

99. 首次异动情况代码

见表3-3-99。

表3-3-99　CV05.30.067首次异动情况代码

值	说明
1	指标异常
2	体检异常
3	检查异常
4	症状异常

100. 肿瘤转移复发类型代码

见表3-3-100。

表3-3-100 CV05.30.068肿瘤转移复发类型代码

值	说明
1	脏器转移
2	种植转移
3	淋巴转移
4	区域复发或转移
5	局部吻合口复发

101. 肿瘤转移复发部位评估结果代码

见表3-3-101。

表3-3-101 CV05.30.069肿瘤转移复发部位评估结果代码

值	说明
1	单发
2	局限
3	多发
4	弥散/巨快

102. 肿瘤转移复发手术切除评估代码

见表3-3-102。

表3-3-102 CV05.30.070肿瘤转移复发手术切除评估代码

值	说明
1	可以切除
2	转化切除
3	姑息切除
4	不能切除

103. 患者对转移复发手术的类型代码

见表3-3-103。

表3-3-103　CV05.30.071患者对转移复发手术的类型代码

值	说明
1	前期切除术，先做转移灶切除
2	一期同时合并切除术
3	二期切除未作治疗
4	放化疗后二期切除术
5	射频、栓塞等后三期切除术
6	不接受手术

104. 辅助治疗策略代码

见表3-3-104。

表3-3-104　CV06.20.025辅助治疗策略代码

值	说明
1	姑息治疗
2	强化治疗
3	辅助治疗
4	夹心治疗
5	适度治疗
6	追加治疗
7	维持治疗
8	对症治疗
9	无须治疗

105. 化疗治疗指标代码

见表3-3-105。

表3-3-105 CV06.20.026化疗治疗指标代码

值	说明
1	只能（Ⅳ期）
2	必须（Ⅲb期以上身体条件尚可）
3	应该
4	强推，推荐（Ⅱ期伴高危因素）
5	可选（Ⅱb期）
6	可选（Ⅱb期）

106. 辅助治疗效果评价代码

见表3-3-106。

表3-3-106 CV05.30.072辅助治疗效果评价代码

值	说明
1	CCR：临床完全缓解
2	PR：部分缓解
3	SD：稳定
4	PD：进展
5	不确定

107. 口服化疗药物代码

见表3-3-107。

表3-3-107 CV06.20.027口服化疗药物代码

值	说明
1	去氧氟尿苷
2	莲芪胶囊

值	说明
3	卡培他滨
4	替吉奥

108. 患者放疗治疗推荐程度代码

见表3-3-108。

表3-3-108　CV06.20.028患者放疗治疗推荐程度代码

值	说明
1	必须推荐
2	强烈推荐
3	推荐化疗
4	只能化疗
5	可选化疗
6	无须化疗

109. 辅助放疗效果评价代码

见表3-3-109。

表3-3-109　CV05.30.073辅助放疗效果评价代码

值	说明
1	差
2	较差
3	一般
4	较好
5	好
6	无效
7	不评价

110. 随访计划代码

见表3-3-110。

表3-3-110 CV06.20.029随访计划代码

值	说明
1	复诊
2	复查
3	复治
4	了解
5	追踪
6	反馈
7	详访

111. 最近一次非门诊随访方式代码

见表3-3-111。

表3-3-111 CV06.20.030最近一次非门诊随访方式代码

值	说明
1	电话随访
2	短信随访
3	门诊随访
4	病房随访
5	网络随访

112. 每一个随访点生存状态代码

见表3-3-112。

表3-3-112 CV05.30.074每一个随访点生存状态代码

值	说明
1	无瘤
2	带瘤

值	说明
3	可疑
4	高度可疑
5	转移，疑似复发

113. 患者生存状态代码

见表3-3-113。

表3-3-113　CV05.30.075患者生存状态代码

值	说明
10	A1 无瘤预定
11	A2 无瘤待定
12	A3 无瘤判定
13	A4 无瘤确定
14	A5 无瘤后定
20	B1 可疑待查
21	B2 高疑待查
22	B3 转复待定
30	C1 带瘤缓解
31	C2 带瘤部缓
32	C3 转复确定
33	C4 转复新发
34	C5 带瘤稳定
35	C6 带瘤进展
36	C7 带瘤恶化
37	C8 带瘤终末

值	说明
40	D1 治愈前期
41	D2 治愈到期
42	D3 治愈后期
43	D4 治愈长期
50	E1 癌性死亡
51	E2 非癌死亡
52	E3 手术死亡

参考文献

［1］崔志刚.科学认识"双循环"新发展格局［N］.南方日报, 2020–11–09(A14).

［2］汪晓东,李希,何欣林,等.数据库研究第一部分:区域性医疗中心的结直肠癌与
人群特征［J］.中国普外基础与临床杂志,2019,26(2):212–220.

［3］汪晓东,李立.数据库建设第一部分:个人数据的标签与结构化［J］.中国普外
基础与临床杂志,2019,26(3):335–342.

［4］薛万国,乔屾,车贺宾,等.临床科研数据库系统的现状与未来［J］.中国数字医
学,2021,16(1):2–6.

［5］练磊,兰平.国家卫健委中国结直肠癌诊疗规范解读(2020版)—外科部分［J］.
临床外科杂志,2021,29(1):10–12.

［6］罗辉,薛万国,乔屾.大数据环境下医院科研专病数据库建设［J］.解放军医学
院学报,2019,40(8):713–718.

［7］卢长伟,王毅琳,李景波.区域医疗数据中心构建及实践探讨［J］.中华医院管
理杂志,2017,33(3):209–211.

［8］金涛,王恺.我国疾病数据库的建设情况概述［J］.现代预防医学, 2018, 45(6):
1114–1117.

［9］Ristevski B, Chen M. Big Data Analytics in Medicine and Healthcare［J］. J Integr
Bioinform, 2018 10,15(3):20170030.

［10］殷晋,俞思伟.区域医疗健康元数据管理方法及应用探讨［J］.中国数字医
学,2021,16(5):12–17

［11］国家卫生健康委员会. 2020 中国卫生健康统计年鉴［M］. 北京:中国协和医

科大学出版社, 2020: 269–270.

［12］曹晓琳,夏云,黄虹,等. 外科医生手术能力定量化评价理论框架研究［J］.中国医院管理,2021,41(10):18–21.

［13］卞静.应用床位利用指数评价医院床位工作效率［J］.江苏卫生事业管理,2019,30(2):207–209.

［14］张洁,倪平,邓欣,等. 影响出院患者满意度的关键服务指标分析［J］.中国卫生统计,2020,37(4):550–553.

［15］Ye L, Huang M, Huang Y, Yu K, Wang X. Risk factors of postoperative low anterior resection syndrome for colorectal cancer: A meta–analysis［J］. Asian J Surg, 2022 Jan;45(1):39–50.

［16］柴静. 安徽省常见肿瘤疾病负担与肿瘤发病影响因素研究［D］.安徽医科大学,2019.

［17］于永扬,陈海宁,周总光.我国结直肠癌的现状、瓶颈与反思［J］.中国普外基础与临床杂志,2019,26(8):897–902.

［18］汪晓东,刘健博,张诗,李立.数据库研究第三部分：结直肠癌的内外科合并症及术前体质状态［J］.中国普外基础与临床杂志,2019,26(8):985–991.

［19］万德森.老年人结直肠癌治疗策略［J］.中国肿瘤临床与康复,2013(1):91–92.

［20］狄进,万文虎,谢俊萍.区域协同发展视域下成都市异地就医直接结算研究［J］.中国医疗保险,2020(5):41–44.

［21］张晓香,覃婵,杨希,等.异地就医直接结算背景下就医选择及住院医疗费用影响因素研究——基于A市的实证分析［J］.医学与社会,2021,34(6):54–58

［22］Zhu W, Xie L, Han J, et al. The Application of Deep Learning in Cancer Prognosis Prediction［J］. Cancers (Basel), 2020 Mar 5;12(3):603.

［23］Chahal D, Byrne MF. A primer on artificial intelligence and its application to endoscopy［J］. Gastrointest Endosc. 2020 Oct;92(4):813–820.e4.

［24］Goyal H, Mann R, Gandhi Z, et al. Scope of Artificial Intelligence in Screening and Diagnosis of Colorectal Cancer［J］. J Clin Med, 2020 Oct 15;9(10):3313.

［25］Pacal I, Karaboga D, Basturk A, et al. A comprehensive review of deep learning in colon cancer［J］. Comput Biol Med, 2020 Nov;126:104003.

［26］吕东昊,汪晓东,阳川华,等. 结直肠肿瘤多学科协作诊治模式的数据库初期建设现状［J］.中国普外基础与临床杂志,2007,14(6):713–715

［27］汪晓东,李立.结直肠肿瘤多学科协作诊治模式的数据体系构建与运作策略［J］.中国普外基础与临床杂志,2007,14(4):474–476

［28］Regge D, Mazzetti S, Giannini V, et al. Big data in oncologic imaging［J］. Radiol Med, 2017 Jun;122(6):458–463.

［29］汪晓东,李立.真实场景与大数据下的整体微创理念,大幅提高结直肠癌远期生存率［J］.中国普外基础与临床杂志,2019,26(1):92–95

［30］汪晓东,吕炘沂,黄明君,等. 数据库建设第二部分:结直肠癌住院流程管理的标签与结构化［J］.中国普外基础与临床杂志,2019,26(7):852–855.

［31］汪晓东,刘健博,李立.数据库建设第三部分:结直肠癌内外科合并症及术前体质状态的标签与结构化［J］.中国普外基础与临床杂志,2019,26(9):1110–1115.

［32］汪晓东,刘健博,安丽珉,等. 数据库建设第四部分：结直肠癌的术前专科检查与评估的标签与结构化［J］.中国普外基础与临床杂志,2019,26(11):1337–1341.

［33］汪晓东,刘健博,李立.数据库建设第五部分：结直肠癌的肿瘤特征——模块的设计（一）［J］.中国普外基础与临床杂志,2020,27(3):345–349.

［34］汪晓东,刘健博.数据库建设第五部分·结直肠癌的肿瘤特征——模块的设计(二)［J］.中国普外基础与临床杂志,2020,27(4):483–488.

［35］汪晓东,林容若,刘健博,等. 数据库建设第七部分:结直肠癌手术特征的标签与结构化(一)［J］.中国普外基础与临床杂志,2020,27(9):1150–1152.

［36］汪晓东,林容若,刘健博,等. 数据库建设第七部分:结直肠癌手术特征的标签与结构化(二)［J］.中国普外基础与临床杂志,2020,27(10):1295–1300.

［37］汪晓东,吕炘沂,刘健博,等. 数据库建设第七部分:结直肠癌手术的特征(三)［J］.中国普外基础与临床杂志,2020,27(12):1568–1574.

［38］汪晓东,由屹先,余其澳,等.数据库建设第九部分:结直肠癌新辅助治疗的标签与结构化［J］.中国普外基础与临床杂志,2021,28(6):799–804.

［39］汪晓东,曾渝. 数据库建设第十部分:结直肠癌辅助治疗的标签与结构化［J］.中国普外基础与临床杂志,2021,28(8):1070–1077.

［40］汪晓东,朱佳怡. 数据库建设第十一部分:结直肠癌随访的标签与结构化［J］.中国普外基础与临床杂志,2021,28(10):1353–1359.